223

Anaesthesiologie und Intensivmedizin
Anaesthesiology
and Intensive Care Medicine

vormals „Anaesthesiologie und Wiederbelebung"
begründet von R. Frey, F. Kern und O. Mayrhofer

Herausgeber:

H. Bergmann, Linz (Schriftleiter)
J. B. Brückner, Berlin · M. Gemperle, Genève
W. F. Henschel, Bremen · O. Mayrhofer, Wien
K. Meßmer, München · K. Peter, München

J. Peters

Wechselwirkungen zwischen Atempumpe und Kreislauf bei negativ intrathorakalem Druck

Mit 17 Abbildungen und 6 Tabellen

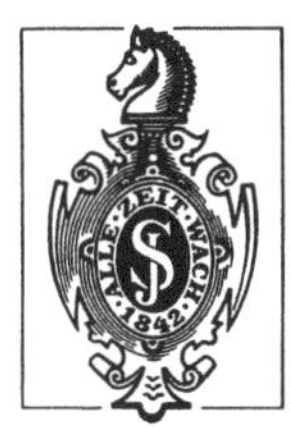

Springer-Verlag

Berlin Heidelberg New York
London Paris Tokyo
Hong Kong Barcelona
Budapest

Priv.-Doz. Dr. med. Jürgen Peters
Oberarzt, Abteilung für Klinische Anaesthesiologie
Zentrum für Anaesthesiologie
Heinrich-Heine-Universität Düsseldorf
Moorenstr. 5, D-4000 Düsseldorf 1

Habilitationsschrift zur Erlangung der Venia Legendi
an der Medizinischen Fakultät der Heinrich-Heine-Universität Düsseldorf

ISBN-13:978-3-540-54966-6

Die Deutsche Bibliothek – CIP-Einheitsaufnahme
Peters, Jürgen: Wechselwirkungen zwischen Atempumpe und Kreislauf
bei negativ intrathorakalem Druck / J. Peters. –
Berlin; Heidelberg; New York; London; Paris; Tokyo; Hong Kong; Barcelona;
Budapest: Springer, 1992
(Anaesthesiologie und Intensivmedizin; 223)
ISBN-13:978-3-540-54966-6   e-ISBN-13:978-3-642-77181-1
DOI: 10.1007/978-3-642-77181-1

19/3130-543210 – Gedruckt auf säurefreiem Papier

Meiner Frau und meinen Eltern gewidmet,
die vieles erst ermöglichten

Danksagung

Mein besonderer Dank gilt Profs. Joachim Arndt und James L. Robotham für ihre Unterstützung und Anregungen bei der Entstehung der vorliegenden Arbeit. Beim Experimentieren unterstützten mich besonders Herr cand. med. Peter Ihle, die Mitarbeiter der Tierversuchsanlage der Universität Düsseldorf, sowie Frau Bednarski und die Herren Hall, Hoppe und Thomas. Mit unermüdlichem Einsatz sorgte Herr Dipl.-Ing. Krossa für technische Unterstützung. Mein Dank für die Anfertigung der Abbildungen gilt Frau Bednarski, Frau Nebert und Frau Oellers. Herrn Prof. Jörg Tarnow danke ich für eine kritische Durchsicht der Arbeit.

Die Untersuchungen zu der vorliegenden Arbeit wären ohne die finanzielle und personelle Unterstützung durch die Deutsche Forschungsgemeinschaft (Projekt Pe 301-1) nicht möglich gewesen.

Inhaltsverzeichnis

1 Einleitung

Bei den vorliegenden Untersuchungen ging es um Wechselwirkungen zwischen Atempumpe und Kreislauf. Dabei sollte insbesondere die Frage beantwortet werden, warum es bei inspiratorischem Abfall des intrathorakalen Druckes zu einer Abnahme des linksventrikulären Schlagvolumens und des arteriellen Blutdruckes kommt. Dieser Abfall ist nämlich insofern überraschend, als unter Inspiration venöser Rückstrom in den Thorax (Brecher, 1956) und rechtsventrikuläre Füllung zunehmen (Goldblatt et al., 1963).

Schon beim Gesunden führt eine normale Inspiration zu einer Verringerung der aortalen Blutströmungsgeschwindigkeit, des linksventrikulären Schlagvolumens und des arteriellen Blutdruckes (Ruskin et al., 1973, Guz et al., 1987). Dabei fällt allerdings der systolische Druck inspiratorisch um maximal 10 mmHg ab. Bei verschiedenen Erkrankungen, die mit ausgeprägten Schwankungen des Pleuradruckes in negative Druckbereiche einhergehen, aber auch bei Perikardtamponade, ist nun der inspiratorische Abfall des peripheren systolischen arteriellen Druckes gesteigert. Fällt der systolische Blutdruck inspiratorisch um mehr als 10-15 mmHg, so wird dies im klinischen Sprachgebrauch in Anlehnung an das erstmalig von Kussmaul (Kussmaul, 1873) bei "schwieliger Mediastino-Perikarditis" beschriebene diagnostische Zeichen als "pulsus paradoxus" bezeichnet und als pathologisch betrachtet. "Paradox" nach Ansicht von Kussmaul deshalb, weil sich die Abschwächung bzw. das völlige Verschwinden des peripheren Pulses unter dem tastenden Finger von Inspiration zu Inspiration rhythmisch wiederholte (Kussmaul, 1873). Kussmaul nahm damals an, daß durch inspiratorischen Zug an bestehenden Verwachsungen die Aorta eingeengt oder gar abgeknickt würde. Ein pulsus paradoxus wird beobachtet bei Obstruktion der oberen Luftwege, z.B. bei Atemwegsstenosen (Parsons et al., 1978), obstruktiver Schlafapnoe (Tolle et al., 1983), Asthma bronchiale (Rebuck et al., 1973, Shim et al., 1978), sowie, nach eigenen Beobachtungen, auch bei erhöhter Atemanstrengung infolge erniedrigter Lungendehnbarkeit oder falscher Einstellung von Inspirationsventilen bei Entwöhnung von der maschinellen Beatmung.

Obwohl nun eine inspiratorische Abnahme des Schlagvolumens und Blutdruckes in vielen tierexperimentellen Untersuchungen bestätigt wurde (Übersichten bei: Bromberger-Barnea, 1981, Wise et al., 1981, Peters et al., 1987, 1988c), bleibt die Ursache unklar. Bisherige experimentelle Untersuchungen konzentrierten sich auf kreislaufmechanische Aspekte, wobei verschiedene Mechanismen als mögliche Ursache der inspiratorischen Schlagvolumenabnahme diskutiert werden. Zu nennen sind 1) eine Abnahme des pulmonalvenösen Rückstroms zum linken Ventrikel durch Blutspeicherung in den Lungengefäßen bei inspiratorischer Lungenexpansion (Wead et al., 1981, Brower et al., 1985), 2) eine Füllungsbehinderung des linken

Ventrikels durch direkte lokale Herzkompression bei Zunahme des Lungenvolumens (Lloyd, 1982 a, 1982 b, Wallis et al., 1983) oder 3) durch sog. ventrikuläre Interdependenz (Brinker et al., 1980, Santamore et al., 1984), d.h. durch Füllungseinschränkung des linken Ventrikels infolge Volumenzunahme des rechten Herzens, aber auch 4) eine Zunahme der linksventrikulären Nachlast durch den negativ intrathorakalen Druck (Schrijen et al., 1975, Buda et al., 1979, Summer et al., 1979, Robotham et al., 1979, Hausknecht et al., 1988).

Eine Beurteilung der Wertigkeit dieser für den pulsus paradoxus potentiell verantwortlichen Mechanismen ist schwierig, da sich eine Inspiration immer über mehrere Herzzyklen erstreckt und sich daher sowohl venöser Rückstrom (Brecher et al., 1954, Brecher, 1956), pulmonalarterieller Fluß (Brecher et al., 1954, Pinsky, 1984), pulmonalvenöser Fluß (Morgan et al., 1966, Morkin et al., 1965, Guntheroth et al., 1967) als auch linksventrikulärer Ein- und Ausstrom ändern.

Konzeptionell lassen sich die genannten Mechanismen gruppieren in solche, die primär die Füllung bzw. solche, die primär die Entleerung des linken Ventrikels betreffen. Darüber hinaus sind einige Mechanismen an Änderungen des Lungenvolumens geknüpft, andere lediglich an den Abfall des intrathorakalen Druckes per se.

Hier setzen nun die eigenen Untersuchungen an. Ausgangspunkt war die Überlegung, daß die Wirkung des negativen intrathorakalen Druckes auf die Füllung bzw. Entleerung des linken Ventrikels dann unabhängig voneinander in vivo bewertet werden könnte, wenn Änderungen des intrathorakalen Druckes selektiv auf jeweils eine einzelne Diastole bzw. eine einzelne Systole begrenzt würden. Definitionsgemäß betrifft ja eine Füllungsänderung die Diastole, eine Entleerungsänderung die Systole.

Entsprechend wurden Änderungen des linksventrikulären Schlagvolumens und damit der Ventrikelentleerung bewertet, indem bei konstanter Vorlast ein negativ intrathorakaler Druckpuls mittels Elektrostimulation der Nervi phrenici erzeugt und nur der Systole überlagert wurde. Umgekehrt wurden Änderungen der Ventrikelfüllung untersucht, indem nur der Diastole ein negativer Druckpuls superponiert wurde. Da sich bei einer Inspiration die Form des linken Ventrikels ändert (Cassidy et al., 1987), Messungen von Ventrikelvolumina also methodisch problematisch sind, wurde dabei direkt der Blutfluß durch die Mitralklappe in den linken Ventrikel gemessen, so daß auch schnelle Änderungen der Füllung unmittelbar bewertet werden konnten.

Unbeachtet blieb bisher, daß ein negativ intrathorakaler Druck unabhängig von kardialen Effekten auch einen Einfluß auf das arterielle System, speziell die intrathorakalen herznahen Windkesselgefäße haben könnte. Vorstellbar ist nämlich eine Blutspeicherung in diesen Gefäßen. Untersucht wurde deshalb, welche Wirkungen ein negativ intrathorakaler Druck auf den Durchmesser der intrathorakalen Aorta und den Blutfluß aus den intrathorakalen Windkesselarterien in die extrathorakalen Verteilerarterien hat.

Den kreislaufmechanischen Effekten dieser kurzen, auf Teile des Herzzyklus beschränkten negativen Druckpulse wurden schließlich die Wirkungen von negativ intrathorakalen Drucken gegenübergestellt, die unter länger anhaltender Atmung gegen inspiratorische Strömungswiderstände und weitgehend intakten Kreislaufreflexen bei chronisch instrumentierten Hunden auftraten. Hier ging es zusätzlich um die Frage, ob und in welchem Ausmaß eine Belastung der

Atempumpe eine kardiale Beanspruchung und Änderung der coronaren Hämodynamik nachsichzieht.

Zusammenfassend sollten also mehrere Fragen beantwortet werden:
1) Führt ein negativ intrathorakaler Druck zu einer Änderung der Füllung bzw., unabhängig von der Vorlast, auch der Entleerung des linken Ventrikels ?
2) Welche Effekte hat ein negativ intrathorakaler Druck unabhängig von seinen kardialen Wirkungen auf die intrathorakalen Windkesselgefäße und den Fluß aus den intrathorakalen in die extrathorakalen Arterien ?
3) Ist eine Zunahme des Lungenvolumens notwendige Bedingung für die kardialen Effekten des intrathorakalen Druckes ?
4) Zu welchen Wirkungen am systemischen und coronarem Kreislauf führt ein länger anhaltender negativ intrathorakaler Druck bei Atmung gegen inspiratorische Strömungshindernisse ?

2 Methodik

2.1 Versuche an akut instrumentierten Hunden

2.1.1 Allgemeine Präparation

30 Bastardhunde (Gewicht: 19-29 kg) wurden mit Pentobarbital (Nembutal®, 30 mg/kg i.v.) narkotisiert, mit einem großlumigen (10-12 mm Innendurchmesser) Endotrachealtubus intubiert und über eine Kolbenpumpe mit sauerstoffangereicherter Luft (inspiratorische Sauerstoffkonzentration: 50-70%) kontrolliert beatmet. Die Narkose wurde zusätzlich durch intravenöse Injektion des Opiates Fentanyl (50-100 µg/kg) und des Neuroleptikums Droperidol (2 mg/kg) aufrecht erhalten. Die Rektaltemperatur der Hunde wurde mit einer Heizmatte zwischen 38 und 36.5°C gehalten, der pH-Wert des arteriellen Blutes, wenn erforderlich, durch intravenöse Gabe von Natriumbikarbonat normalisiert.

Nach Eröffnung des Thorax über eine linksseitige Thorakotomie im vierten oder fünften Intercostalraum und Längsspaltung des Perikards von der Aortenwurzel bis zur Herzspitze wurden zunächst beide Nervi phrenici kaudal des Herzens freigelegt, angeschlungen und durchtrennt. Zur späteren EKG-getriggerten Elektrostimulation wurden die peripheren Nervenstümpfe durch Silikonschläuche mit eingearbeiteten, gegenüber dem umgebenden Gewebe isolierten Silberelektroden eigener Fertigung gezogen und durch Naht in den Schläuchen fixiert.

Zur Messung des linksventrikulären Druckes wurde ein scheibenförmiges Mikromanometer (Firma Konigsberg, Modell P17, Pasadena, USA) über eine Stichinzision (ca. 4 mm Länge) durch die Herzspitze in den Ventrikel eingebracht und der Stichkanal mit doppelter, über Filzplättchen geknüpfter U-Naht verschlossen. Zur späteren Eichung des Mikromanometers wurde ein mit Kochsalzlösung gefüllter, an einen Membrandruckwandler angeschlossener Katheter (Tygon, 2 mm Innendurchmesser, 40 cm Länge) ebenfalls durch die Herzspitze in den linken Ventrikel eingebracht.

Zur Messung des aortalen Druckes wurde ein Katheterspitzenmanometer mit Referenzlumen (Firma Millar Instruments, Houston, USA) über eine freigelegte Femoralarterie in die thorakale Aorta vorgeschoben.

Zur Messung des Blutflusses in der ascendierenden Aorta wurde nach entsprechender Präparation ein elektromagnetischer Flußaufnehmer (Firma In vivo Metrics, Healdsburg, USA) um die Aortenwurzel befestigt. Der Innendurchmesser (16-20 mm) des Flußaufnehmers wurde so gewählt, daß der Flußaufnehmer der Aortenwand zwar einerseits unter leichter Verringerung des Lumens fest anlag und ein stabiles geräuscharmes Flußsignal zu registrieren war, andererseits aber die Aorta so wenig wie möglich einschnürte.

Anschließend wurde das Perikard reapproximiert, wobei zur Drainage der Perikardhöhle in Höhe der Herzspitze eine ca. 5 mm lange Öffnung belassen wurde. Bei einigen Hunden wurden zur Messung des Aortendurchmessers zusätzlich piezoelektrische Kristalle auf die Aorta genäht.

Nach Ausleiten aller Kabel und Katheter durch die Thoraxwand und Einbringen einer an ein Wasserschloß angeschlossenen Pleuradrainage wurde der Thorax schichtweise und luftdicht verschlossen und der Pneumothorax durch Blähen der Lunge mit einem Ambu-Beutel beseitigt. Anschließend wurde der Hund in Rückenlage gebracht. Ein EKG wurde über subcutane Nadelelektroden abgeleitet.

Zur Messung des intrathorakalen Druckes wurde ein dünnwandiger, um einen steifen Polyethylenschlauch (PE-190, Länge: ca. 60 cm) mit mehreren distalen Löchern befestigter Ballon (A & E Medical Corporation, Farmingdale, USA) von der Mundhöhle in den Oesophagus eingeführt. Während der Versuche wurde der Ballon mit 0.3-0.5 ml Luft gefüllt. Da es erst oberhalb eines Füllvolumens von 2-3 ml zu einem meßbaren Druckanstieg im Ballon kam, wurde also im flachen Teil der Volumen-Druckkurve des Ballons gemessen.

Um während der Phrenikusstimulation eine ausreichende negative intrathorakale Druckamplitude zu erzeugen und eine paradoxe Einwärtsbewegung der Thoraxwand zu vermeiden, wurden beidseits frei hängende Gewichte (2-4 kg) mittels chirurgischer Klemmen am knöchernen Thorax fixiert. Vorversuche ergaben, daß dadurch zwar die in einer definierten Zeitspanne erreichbare negative Druckamplitude vergrößert, die Ergebnisse aber ansonsten qualitativ nicht verändert wurden.

2.1.2 Präparation zur Messung des Mitralflusses

Bei 14 Hunden wurden nach Freilegung der Jugularvenen und einer A. carotis communis zur Messung des rechten Vorhofdruckes und des Aortendruckes vorgeeichte Katheterspitzenmanometer mit Referenzlumen (Firma Millar Instruments, Houston, USA) in den rechten Vorhof bzw. Aortenbogen vorgeschoben. Zur späteren arteriellen Perfusion durch eine Herzlungenmaschine dienten dicklumige (Durchmesser 4-8 mm) Plastikkanülen, die über beide Femoralarterien in die Aorta abdominalis eingebracht wurden. Nach Eröffnung des Thorax über eine linksseitige Thorakotomie, Spaltung des Perikards, Einbringen eines Mikromanometers und eines flüssigkeitsgefüllten Katheters in den linken Ventrikel, Präparation beider Nn. phrenici (siehe Abschnitt 2.1.1.) und Antikoagulation mit Heparin (3 mg/kg Körpergewicht intravenös) wurde eine großlumige (Innendurchmesser 12 mm) Spiralkanüle über eine Inzision des rechten Herzohres in den rechten Vorhof eingebracht. Anschließend wurde unter Verwendung eines Bubbleoxygenators (Firma Bard, Billerica, USA)·und einer Rollerpumpe ein kompletter extrakorporaler Bypass in Hypothermie (niedrigste Bluttemperatur 28°C) durchgeführt. Das extrakorporale System wurde dabei mit einer heparinisierten Mischung aus 6% Dextran und Blut (1:1) eines Spenderhundes vorgefüllt. Um eine Überdehnung des Herzens und der Lungengefäße während der extrakorporalen Zirkulation zu verhindern, wurde das sich in den Lungengefäßen ansammelnde Blut über einen durch Stichinzision in den Hauptstamm der A. pulmonalis eingebrachten Schlauch mittels einer separaten Rollerpumpe in das extrakorporale Reservoir drainiert. Nach Abklemmung der Aorta ascendens wurden die Coronarien nach Punktion der pro-

ximalen Aorta über eine dünne Kanüle (20 g Butterfly-Nadel) mit kalter kardiople-
gischer Lösung perfundiert, bis die Coronargefäße visuell frei von Blut und das
Herz palpatorisch hinreichend kalt erschienen. Zur weiteren Herzprotektion wurde
anschließend gestoßenes Eis um das Herz plaziert.

Über eine linke Atriotomie wurde dann zur späteren Messung des Mitralflusses
ein ringförmiger (Umfang: 50 oder 55 mm) elektromagnetischer Flußkopf (Firma
Carolina Medical, King, USA) mit 10-12 Einzelnähten unmittelbar oberhalb des
Mitralannulus eingenäht. Die anatomisch korrekte Implantation des Flußkopfes
und die Integrität der Nähte wurden nach Abschluß der Experimente nochmals
durch direkte Inspektion gesichert. Die Methode der Mitralflußmessung mit Hilfe
eines oberhalb des Mitralannulus implantierten Flußkopfes wurde bereits beschrieben und validiert (Laniado et al., 1973, Laniado et al., 1975, Yellin et al., 1981,
Peters et al., 1988, Robotham et al., 1988). Untersuchungen unter Verwendung
angiographischer Methoden und der zweidimensionalen transoesophagalen
Echokardiographie haben darüber hinaus gezeigt, daß die Flußkopfimplantation die
normale Funktion des Mitralklappenapparates während des Herzzyklus nicht meß-
bar beeinträchtigt (Yellin et al., 1981, Robotham et al., 1988). Eine in vitro
Überprüfung der in diesen Experimenten verwendeten Flußköpfe ergab, daß das
Flußsignal über einen Bereich von Null bis mindestens 8000 ml/min linear war,
d.h. über den unter Barbituratnarkose zu beobachtenden Flußbereich (Laniado et
al., 1975). Das Kabel des Flußkopfes wurde ebenso über das linke Herzohr ausge-
leitet, wie ein vorgeeichtes Katheterspitzenmanometer mit Referenzlumen (Firma
Millar Instruments, Houston, USA), welches zur Messung des linken
Vorhofdruckes diente. Nach Füllung des linken Ventrikels und linken Vorhofs mit
Kochsalzlösung wurde die Atriotomie unter Einbeziehung des
Flußaufnehmerkabels und des Katheterspitzenmanometers mit fortlaufender Naht
verschlossen.

Nach Wiedererwärmung des Versuchstieres über die Herzlungenmaschine auf
eine Rektaltemperatur von 38°C und Normalisierung des arteriellen pH-Wertes
durch Gabe von Natriumbikarbonat wurde der extrakorporale Blutfluß nach noch-
maliger Entlüftung des Herzens allmählich reduziert und bei ausreichendem
Blutauswurf des Herzens schließlich völlig eingestellt. Die zur Drainage in den
rechten Vorhof und die A. pulmonalis eingebrachten Kanülen wurden sodann entfernt und der Heparineffekt auf die Blutgerinnung durch intravenöse Gabe von
Protamin (1 mg pro mg Heparin) antagonisiert.

Zur Messung des Aortenflusses wurde (vgl. Abschnitt 2.1.1.) ein weiterer
Flußaufnehmer um die Aortenwurzel plaziert. Nach Reapproximation des Perikards
durch Einzelknopfnähte unter Belassung von zwei ca. 0.5 cm langen Schlitzen im
Herzspitzen- und Atriotomiebereich zum Ausleiten der Kabel und Einlegen eines
Drainageschlauches in die Pleurahöhle wurde die Thorakotomie schichtweise und
luftdicht verschlossen. Anschließend wurde das Versuchstier in Rückenlage gebracht. EKG und Oesophagusdruck wurden wie unter 2.1.1. beschrieben registriert.

Ein stabiler Blutdruck nach extrakorporaler Zirkulation wurde durch intermittie-
rende Bluttransfusion aus der Herzlungenmaschine erzielt, sowie, bei drei Hunden,
durch zusätzliche Dauerinfusion von Dopamin (4-8 µg/kg/min). Die
Dopamininfusion konnte im weiteren Verlauf eingestellt werden, mußte bei einem
Versuchstier aber für die Dauer des Experiments beibehalten werden, um einen
normalen Blutdruck zu gewährleisten.

Bei einem Tier wurden am Versuchsende die durch Phrenikusstimulation und nachfolgende Zwerchfellkontraktion bei offenem Endotrachealtubus induzierten Lungenvolumenänderungen bewertet. Dazu wurde die Strömungsgeschwindigkeit des sich in und aus der Lunge bewegenden Gases mit Hilfe eines Pneumotachographen und daran angeschlossenen Differenzdruckwandlers gemessen, wobei der Pneumotachograph dabei direkt an den Tubus angeschlossen wurde. In- und exspiratorische Änderungen des Lungenvolumens ergaben sich dann durch Integration des Signals über die Zeit.

Bei sieben Tieren konnte keine Daten erhoben werden. Ursachen waren: Ausreißen eines Teils der zur Fixierung des Flußaufnehmers oberhalb des Mitralannulus angelegten Nähte (2 Tiere), irreversibles Kammerflimmern bei Bypassende (2 Tiere), Mitralinsuffizienz nach versehentlicher Unterbindung der A. coronaria circumflexa durch eine zu tiefgreifende Naht bei Implantation des Mitralflußaufnehmers (1 Tier), Dissektion des Aortenbogens (1 Tier) und irreversibler Schockzustand mit Beginn der extrakorporalen Zirkulation (1 Tier), vermutlich wegen einer Unverträglichkeitsreaktion auf das Hundespenderblut.

2.1.3 Präparation zur Messung des Aortendurchmessers und des peripheren arteriellen Flusses

Bei acht Hunden wurde die Aorta nach linksseitiger Thorakotomie 3-6 cm stromabwärts der Aortenbogenäste präpariert und zur Messung des externen Aortendurchmessers (Ultraschall-Transitzeitprinzip) insgesamt vier auf Filzscheibchen geklebte piezoelektrische Kristalle (10 oder 5 MHz, Gewicht: 40 mg) mit 4-5 Einzelknopfnähten (5-0) fest an der aortalen Adventitia fixiert. Dabei wurde angestrebt, den Aortendurchmesser gleichzeitig und möglichst auch in der gleichen Ebene in zwei orthogonalen Achsen zu messen, nämlich in anterior-posteriorer (AP) Ausrichtung, sowie senkrecht dazu in Rechts-Links (RL) Richtung. Dies gelang bei fünf Versuchstieren. Bei drei Tieren erforderte der Abgang von Intercostalarterien aus der Aorta eine Verschiebung der beiden Kristallpaare gegeneinander längs der Gefäßachse um 4-8 mm. Der Aortendruck wurde möglichst nahe der Kristalle mit einem zuvor geeichten und über eine A. femoralis eingebrachten Katheterspitzenmanometer (Firma Millar, Houston, USA) mit Referenzlumen gemessen. Das Katheterspitzenmanometer wurde dabei vorgeschoben, bis sich eine Störung der auf einem Oszilloskop fortlaufend dargestellten Ultraschallsignale zeigte, und dann um 5-10 mm zurückgezogen.

Die Präparation und Methodik zur Messung des Aortenflusses, linksventrikulären Druckes und Oesophagusdruckes sowie der Phrenikusstimulation folgte den unter Abschnitt 2.1.1. beschriebenen Techniken.

In sechs Versuchen wurde zusätzlich zur Registrierung eines oder mehrerer Aortendurchmesser der phasische Blutfluß in der Aorta descendens gemessen, wobei ein elektromagnetischer Flußaufnehmer (Firma In vivo Metrics, Healdsburg, USA) geeigneten Innendurchmessers entweder 2-3 cm kranial (5 Tiere) oder, über einen abdominellen Zugang, unmittelbar kaudal des Zwerchfells (1 Tier) um die Aorta plaziert wurde. Um eine Störung des Flußsignals auszuschließen, wurde das Katheterspitzenmanometer bei diesen Versuchen von einer A. carotis aus in die Aorta vorgeschoben. Zur intermittierenden Aortenocclusion wurde bei vier Tieren ein Ballonkatheter (Firma American Edwards, Modell Fogarty 62-080-8-22F, Ballonvolumen 50 ml) über eine Femoralarterie vorgeschoben und unter Palpation der Aorta unmittelbar stromabwärts des Flußaufnehmers positioniert. Zur Aortendruckmessung stromabwärts des Ballons diente ein mit Kochsalzlösung gefüllter, an einen Membrandruckwandler angeschlossener und über die andere Femoralarterie vorgeschobener Katheter.

In vier Versuchen wurde zusätzlich der phasische Blutfluß in einer A. carotis communis gemessen und zwar nach operativer Freilegung über einen medianen Halsschnitt mit einem elektromagnetischen Flußaufnehmer (Firma In vivo Metrics, Healdsburg, USA).

Bei sechs Tieren wurde zur Manipulation des Aortendruckes durch Drosselung des venösen Rückstroms auch eine aufblasbare Manschette um die Vena cava inferior plaziert.

2.1.4 Meßmethoden

Flußmessung: Der phasische Mitral- und Aortenfluß wurden mit (ggf. synchronisierten) elektromagnetischen Flowmetern (Firma Carolina Medical Electronics, King, USA) gemessen. Das linksventrikuläre Einstromvolumen wurde planimetrisch bestimmt, wobei der Mitralfluß für jeden Herzzyklus unter Annahme eines systolischen Mitralflußes von Null über die gesamte Zeit zwischen zwei Systolen integriert wurde. Diese Annahme war berechtigt, da der systolische Mitralfluß mit dem nach eingetretenem Kreislaufstillstand meßbaren Flußsignal identisch war. Das linksventrikuläre Schlagvolumen wurde ebenfalls planimetrisch berechnet, wobei ein enddiastolischer Aortenfluß von Null angenommen wurde.

Der phasische Blutfluß in Aorta descendens und A. carotis wurde mit synchronisierten elektromagnetischen Flowmetern (Firma Carolina Medical Electronics, King, USA) gemessen und im Vergleich zum Kontrollherzzyklus vor negativer Druckapplikation qualitativ bewertet. Der Nullwert des Flusses wurde im Fall der A. carotis durch wiederholtes kurzfristiges Abklemmen des Gefäßes ermittelt, im Fall der Aorta descendens durch einmaliges Abklemmen vor Verschluß des Thorax oder durch interne Aortenokklusion mit dem zuvor eingebrachten Ballonkatheter. Der Ballon wurde dabei mit Kochsalzlösung gefüllt bis a) die herzsynchronen Veränderungen des Flußsignals verschwanden, b) der Aortendruck distal des Ballons auf einen Plateauwert absank und keine herzsynchronen Schwankungen mehr zeigte, sowie c) sich mit weiterer Ballonfüllung weder distaler Aortenfluß noch Aortendruck weiter verminderten. Der so ermittelte Nullwert des Flusses stimmte mit dem nach Kreislaufstillstand am Versuchsende gemessenen Wert überein. Bei einem Experiment konnte kein verläßlicher Nullpunkt festgelegt werden. Alle Flußaufnehmer wurden bei den Akutversuchen nicht speziell kalibriert und Veränderungen jeweils als Abweichungen vom Kontrollwert (100%) des unmittelbar vorangehenden Herzzyklus ausgedrückt.

Druckmessung: Die phasischen Drucke im linken Ventrikel, sowie linkem und rechtem Vorhof wurden relativ zum Barometerdruck gemessen, wobei als hydrostatisches Referenzniveau der halbe Abstand zwischen Versuchstischoberfläche und Sternumvorderfläche festgelegt wurde. Zusätzlich wurde für bestimmte Meßpunkte durch Subtraktion des Oesophagusdruckes auch der transmurale Druck geschätzt. Der systolische Ventrikeldruck wurde zur Zeit des aortalen Spitzenflusses bewertet, sowie, in der ersten Versuchsserie, auch zur Zeit des minimalen (maximal negativen) intrathorakalen Druckes. Der enddiastolische Druck in linkem Ventrikel, rechtem und linkem Vorhof wurde als der zur Zeit der Q-Zacke bzw. des R-Anstiegs herrschende Druck definiert. Diese Definition wurde gewählt, da das Ende der Vorhofkontraktion nach negativ intrathorakalem Druck in der Diastole allein aus der linksventrikulären Druckregistrierung nicht immer eindeutig erkennbar war. Bei unbeeinflußt ablaufenden Herzzyklen ist dieser Meßpunkt ansonsten identisch mit dem Zeitpunkt nach Ablauf der Vorhofkontraktion und vor Beginn der isovolumetrischen Ventrikelkontraktion. Schließlich wurden rechte und linke Vorhofdrucke unter diastolischer Druckapplikation auch zum Zeitpunkt des minimalen (maximal negativen) intrathorakalen Druckes ausgewertet. Die Eichung der Mikromanometer im Hinblick auf das Referenzniveau erfolgte, indem die mit den Mikromanometern registrierten Drucke in Vorhöfen und linkem Ventrikel mit den entsprechenden über die Referenzlumina mit Hilfe eines geeichten Membrandruckwandlers (Firma Gould Statham, Cleveland, USA) gemessenen Drucken abgestimmt wurden.

Der intrathorakale Druck wurde als der im Oesophagus herrschende Druck mit einem luftgefüllten Membrandruckwandler (Firma Gould Statham, Cleveland, USA) gemessen. Die Verzögerung des Drucksignals betrug bei in vitro Testung nach Aufbringen eines Drucksprunges und korrekter Amplitudenregistrierung gegenüber einer Messung mit einem Katheterspitzenmanometer lediglich ca. 4 ms. Diese Zeit lag bei der verwendeten Papiergeschwindigkeit von 50 mm/s noch unterhalb des zeitlichen Auflösungsvermögens des Schreibsystems.

Messung des Aortendurchmesser: Der externe Aortendurchmesser wurde nach dem Ultraschall-Transitzeitprinzip bestimmt (Triton Technology, Modell "Sonomicrometer", San Diego, USA), wobei die Ultraschallsignale fortlaufend auf einem Oszilloskop dargestellt und auf einem Schreiber registriert wurden. Da stets die erste ansteigende Flanke des Empfangssignals als Trigger diente, wurde dabei der minimale Aortendurchmesser gemessen. Die Grenzen der Auflösung des beschriebenen Systems liegen bei 40 mm. Der Aortendurchmesser wurde u.a. zum Zeitpunkt des minimalen intrathorakalen Druckes bewertet und - bei konstanter Herzfrequenz - mit dem zum äquivalenten Zeitpunkt im unmittelbar vorangehenden Herzzyklus ermittelten Durchmesser verglichen. Die Querschnittsfläche der Aorta wurde aus den beiden registrierten Durchmessern unter Verwendung der Formel zur Berechnung der Fläche einer Ellipse ermittelt.

Änderungen des Lungenvolumens unter Phrenikusstimulation wurden mit Hilfe eines Pneumotachographen und Differenzdruckwandlers (Firma Validyne, Modell MP-45, Northridge, USA) errechnet, wobei das in- und exspiratorische Gasvolumen durch Planimetrie der gemessenen Gasströmungs-geschwindigkeit bestimmt wurde. Der Pneumotachograph wurde dabei durch schnelles Entleeren bzw. Füllen einer 2 Liter fassenden Spritze in beiden Strömungsrichtungen kalibriert und zwar über den im Rahmen der Phrenikusstimulation beobachteten Geschwindigkeitsbereich.

Alle zur Auswertung kommenden Signale wurden nach Vorverstärkung auf einem Acht-Kanalschreiber (Gould, Brush 2800, Cleveland, USA) bei einem

Papiervorschub von mindestens 50 mm/s registriert und die Daten den Originalkurven entnommen.

2.1.5 EKG-getriggerte Phrenikusstimulation

Ein negativ intrathorakaler Druck wurde durch simultane Elektrostimulation (Firma Grass, Stimulator Modell S88, Quincy, USA) der distalen Stümpfe beider Nervi phrenici mit nachfolgender Zwerchfellkontraktion erzeugt. Zur Vermeidung elektrischer Artefakte wurde dabei jeweils ein Stimulusisolationsmodul (Firma Grass, Modell SIU 5, Quincy, USA) verwendet. Die Nervenreizung (Spannung: 3-10 Volt) erfolgte supramaximal. Dies wurde sichergestellt, indem der Oesophagusballon zunächst in den Magen vorgeschoben und dann jeder N. phrenicus unter Registrierung des intragastralen Druckes gereizt wurde, bis trotz zunehmender Reizspannung keine weitere Erhöhung des intragastralen Druckes erreicht werden konnte. Anschließend wurde die Reizspannung um 15% erhöht und für die Dauer des Versuchs beibehalten. Der Ballon wurde dann in die Speiseröhre zurückgezogen. Die Dauer des negativ intrathorakalen Druckes wurde im folgenden durch Veränderungen der Stimulationsdauer (meist 100-200 ms) beeinflußt, während sich das Ausmaß des intrathorakalen Druckabfalls aus der Stimulationsfrequenz (Tetanus von 40-60 Hz, Dauer des Einzelreizes: 0.1 ms) ergab. Dauer und Amplitude des negativen intrathorakalen Druckpulses konnten allerdings nicht völlig unabhängig voneinander variiert werden. Die Latenzzeit zwischen dem Beginn der Elektrostimulation und dem ersten meßbaren Abfall des intrathorakalen Druckes betrug 20-35 ms.
Durch Verwendung eines speziell gefertigten Schaltkreises wurde die Elektrostimulation der Nn. phrenici so durchgeführt, daß der resultierende negativ intrathorakale Druckpuls entweder in die Systole oder Diastole eines Herzzyklus fiel. Dies wurde erreicht, indem die R-Zacke des EKG als Trigger-Signal benutzt wurde, nach dessen Erkennen eine Elektrostimulation in einem definierten und vorwählbaren zeitlichen Abstand erfolgte.
Angestrebt wurde ein negativer intrathorakaler Spitzendruck von nicht weniger (nicht negativer) als ca. -25 mmHg, bei einer Dauer, die ausreichend war, um den negativen Druckpuls einer Systole bzw. Diastole ganz oder teilweise zu überlagern.
Elektrische Meßartefakte durch die Phrenikusstimulation konnten ausgeschlossen werden, da es unter Elektrostimulation nach Unterdrückung der nachfolgenden Zwerchfellkontraktion (Muskelrelaxation durch Succinylcholin, 1 mg/kg i.v.) und daher unverändertem intrathorakalem Druck abgesehen von einer erwünschten Darstellung des Stimulationsvorgangs im EKG-Kanal zu keinen Veränderungen der gemessenen Parameter kam.

2.1.6 Versuchsprogramm

Alle Daten wurden nach Aussetzen der mechanischen Beatmung und Einschwingen eines hämodynamischen Gleichgewichts erhoben (keine bei langsamem Papiervorschub erkennbaren Schlag-zu-Schlag Variationen des aortalen Spitzenflusses,

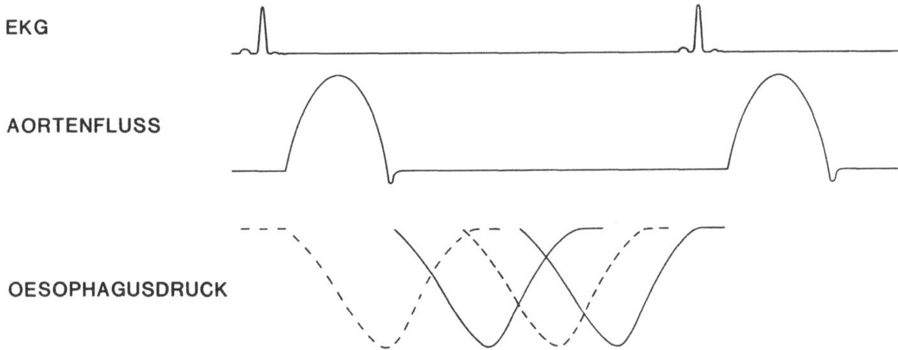

Abb.1   Schematische Darstellung der zeitlichen Beziehung zwischen EKG, Aortenfluß und der durch EKG-getriggerte Elektrostimulation der Nn. phrenici induzierten Änderung des Oesophagusdruckes. Zur besseren Unterscheidung sind die Oesophagusdruckkurven abwechselnd mit gestrichelten bzw. durchgezogenen Linien gezeichnet. Von links nach rechts sind dargestellt: Verlauf des Oesophagusdruckes bei Phrenikusstimulation in der Systole sowie in der frühen Diastole, Mesodiastole und schließlich späten Diastole.
Der negative Druckpuls in der Systole begann in der isolumetrischen Kontraktionsphase des linken Ventrikels, d.h. nach Mitralklappenschluß, und endete meist zur Zeit des Aortenklappenschlusses. Entsprechend wurden bei diesem Vorgehen die Auswirkungen des negativen Druckpulses auf die Ventrikelentleerung bei konstanter Vorlast bewertet.
Bei der diastolischen Applikation des Druckpulses wurde der Aortenklappenschluß stets abgewartet und dann jeweils Druckpulse konstanter Länge und Amplitude in die verschiedenen Phasen der Diastole plaziert, wobei sich die Zeiten teilweise überlappten. Die Dauer des Druckpulses betrug dabei jeweils ca. 60% der Diastolenzeit.

der Herzfrequenz bzw. des systolischen und diastolischen arteriellen und linksventrikulären Druckes), beginnend nach einer Apnoe von 6-15 Sekunden. Meist wurden nacheinander 1-3 einzelne Elektrostimulationen durchgeführt, getrennt durch ein Zeitintervall von jeweils 10-15 Sekunden. Anschließend wurde erneut für einige Minuten beatmet und dieser Zyklus solange wiederholt, bis genügend systolische und diastolische Druckapplikationen vorlagen. Die Stimulation mit der minimalen Variabilität der Herzfrequenz kam schließlich zur Auswertung, wobei das RR-Intervall beim gleichen Versuchstier innerhalb einer Auswertungssequenz (3 Herzzyklen) nie um mehr als 20-30 ms (<5% des durchschnittlichen RR-Intervalls) schwankte.
Um mögliche Effekte einer Zunahme des Lungenvolumens per se von solchen des abfallenden intrathorakalen Druckes abzugrenzen, wurde eine Phrenikusstimulation sowohl bei konstantem (abgeklemmter Endotrachealtubus) als auch bei frei variablem Lungenvolumen durchgeführt. Die Nn. phrenici wurden dabei entweder in der Systole oder zu bestimmten Zeiten der Diastole (früh-, meso-, spätdiastolisch) stimuliert (vgl. Abb. 1). Bei systolischer Stimulation begann der Abfall des intrathorakalen Druckes meist gegen Ende der isovolumetrischen Ventrikelkontraktion und erreichte sein Minimum vor oder um den Zeitpunkt des

Aortenklappenschlusses. Bei frühdiastolischer Stimulation begann der Druckabfall erst nach dem Aortenklappenschluß und erreichte sein Minimum in der frühen Diastole. Bei mesodiastolischer Stimulation wurde der intrathorakale Druck überwiegend in der Mesodiastole reduziert. Bei spätdiastolischer Stimulation schließlich begann der Abfall des intrathorakalen Druckes in der Mesodiastole, erreichte sein Minimum in der Spätdiastole und kehrte zur Zeit der Q-Zacke des nachfolgenden QRS-Komplexes auf seinen Ausgangswert zurück. Amplitude und Dauer des erzeugten negativen Druckpulses in den verschiedenen Phasen der Diastole waren dabei nicht signifikant unterschiedlich. Die zeitliche Anteil des negativen Druckpulses an der Diastole betrug durchschnittlich 60% bei verschlossenem und ca. 53% bei offenem Endotrachealtubus. Dabei war der negative intrathorakale Druck bei verschlossenem Tubus für die gleichen Stimulationsparameter erwartungsgemäß deutlich niedriger (negativer).

In der zweiten Versuchsreihe mit Messung des Mitralflusses wurde der negative Druck aufgrund der höheren Herzfrequenz (und ähnlicher Einstellung des Reizgerätes wie in der ersten Versuchsreihe) nahezu der gesamten Diastole superponiert, beginnend nach Aortenklappenschluß und endend zur Zeit der Q-Zacke des folgenden Herzzyklus. In zwei Versuchen wurden zusätzlich die Effekte bei kürzerer Druckapplikation in der Früh- bzw. Spätdiastole bewertet. Die systolische Stimulation induzierte wiederum einen intrathorakalen Druck, der mit Ende der isolumetrischen Ventrikelkontraktion abfiel und sein Minimum vor oder zur Zeit des Aortenklappenschlusses erreichte. Die in der Diastole bzw. Systole erzeugten intrathorakalen Druckamplituden entsprachen weitgehend denen der ersten Versuchsreihe.

Bei den Versuchen mit Registrierung der Aortendurchmesser und des peripheren arteriellen Flusses wurde durch Phrenikusstimulation ein negativer Druckpuls konstanter Dauer, beginnend in der Systole und unter zunehmender Verzögerung zur R-Zacke des EKG, immer weiter in die Diastole hinein verschoben, bis schließlich alle Phasen des Herzzyklus untersucht waren. Diese Intervention erfolgte wiederum bei konstantem bzw. variablem Lungenvolumen. Um die Beziehung zwischen transmuralem Aortendruck und -durchmesser unabhängig vom intrathorakalem Druck bewerten zu können, wurde der intraluminale Aortendruck durch abruptes Aufblasen des aortalen Ballons bzw. der Cava-Manschette unter Apnoe verändert. Diastolischer Druck und Durchmesser wurden dabei über ca. 15 s registriert und Druck-Durchmesser-Beziehungen erstellt.

Um auszuschließen, daß die beobachteten Veränderungen bei offenem Tubus, zunehmendem Lungenvolumen und tiefertretendem Zwerchfell allein auf einen Anstieg des intraabdominellen Druckes zurückzuführen waren, wurde bei drei Hunden eine Phrenikusstimulation nach Eröffnung des Abdomens und Evisceration der Bauchorgane durchgeführt. Entsprechend änderte sich bei Zwerchfellkontraktion zwar der intrathorakale, nicht aber der intraabdominelle Druck. Um darüber hinaus sicherzustellen, daß die beobachteten Ergebnisse tatsächlich durch einen Abfall des intrathorakalen Druckes bedingt waren, wurde schließlich bei zwei Hunden eine Phrenikusstimulation bei eröffnetem Thorax durchgeführt. Um mögliche Einflüsse des Perikards auf Veränderungen des Mitralflusses zu bewerten, wurden bei zwei Versuchstieren die Effekte negativer Druckpulse nach operativer Entfernung des Perikards beurteilt. Dabei wurde das Perikard bei einem Tier nach Einpflanzung der Meßaufnehmer primär offen belassen. Bei einem zweiten Tier wurde das Perikard über eine kleine rechtsseitige Thorakotomie entfernt und der Thorax wiederum luftdicht verschlossen, nachdem dieses Tier zunächst unter den Bedingungen eines reapproximierten Perikards untersucht worden war.

Um Einflüsse des zwischen Perikard und Zwerchfelloberfläche bestehenden Ligamentes auszuschließen, wurde dieses Ligament bei einem Hund mit Beginn der Präparation durchtrennt. Da sich die bei diastolischem und systolischem Druckpuls zu beobachtenden Effekte auf den Mitral- bzw. Aortenfluß nicht von denen bei den anderen Versuchstieren unterschieden, wurden die bei diesem Tier erhobenen Daten zusammen mit denen der anderen Versuchstiere ausgewertet. Die Kreislaufeffekte bei diesem Tier bewegten sich innerhalb der Streuung und nahe dem Mittelwert der Effekte bei den anderen Versuchstieren. Um eine Erhöhung des intraabdominellen Druckes als alleinige Ursache für die beobachteten Veränderungen des Mitralflusses auszuschließen, wurde schließlich ein Versuchstier wiederum nach Eröffnung des Abdomens und Evisceration untersucht, so daß sich unter Phrenikusstimulation nur eine Abnahme des intrathorakalen, nicht aber eine Zunahme des intraabdominellen Druckes ergeben konnte.

Nach Abschluß der Messungen und Töten des Versuchstieres durch eine Barbituratüberdosis wurde der Mitralflußaufnehmer jeweils in situ inspiziert und die Durchgängigkeit der Coronarien geprüft.

2.1.7 Datenanalyse

Von den ursprünglich instrumentierten Hunden kamen einige wegen unbefriedigender Qualität einer oder mehrerer Meßsignale, Extrasystolen oder erheblicher Schlag-zu-Schlag Variationen der Herzfrequenz nicht zur Auswertung, so daß in den verschiedenen experimentellen Gruppen für die Bewertung der Effekte jeweils Daten von 5-8 Versuchstieren vorlagen.
Alle Daten werden als Mittelwerte (± Standardabweichung des Mittelwerts) angegeben. Bei der statistischen Analyse wurde davon ausgegangen, daß ein signifikanter Effekt des negativ intrathorakalen Druckes nur dann vorliegt, wenn sich die Meßwerte während bzw. nach negativer Druckapplikation systematisch von der normalen Streuung der Werte zwischen zwei nicht mit einem Druckpuls belegten Herzzyklen vor der Druckapplikation unterscheiden. Entsprechend wurden innerhalb jeder experimentellen Gruppe alle Variablen von Herzzyklen, denen ein negativer Druckpuls superponiert wurde, mittels Varianzanalyse für wiederholte Messungen mit den zwei unmittelbar vorangehenden Kontrollherzzyklen verglichen. Dabei wurde die Nullhypothese geprüft, daß die Mittelwerte dieser insgesamt drei Herzzyklen für eine gegebene Variable identisch sind. Wurde diese Nullhypothese im Rahmen der Varianzanalyse verworfen, so wurde eine weitere Analyse mittels des Scheffé'-Testes durchgeführt (Winer, 1971). Dieser sich aus der experimentellen Methode unmittelbar ergebende statistische Ansatz ist noch einmal in Abb. 2 veranschaulicht. Da sich für eine bestimmte Variable nie ein signifikanter Unterschied zwischen den beiden Kontrollherzzyklen ergab, wurden die Ergebnisse in Text und Tabellen nur in Relation zum letzten Kontrollschlag vor Druckapplikation dargestellt. Eine Varianzanalyse wurde ebenfalls benutzt, um Änderungen des Schlagvolumens und des minimalen Oesophagusdruckes unter den

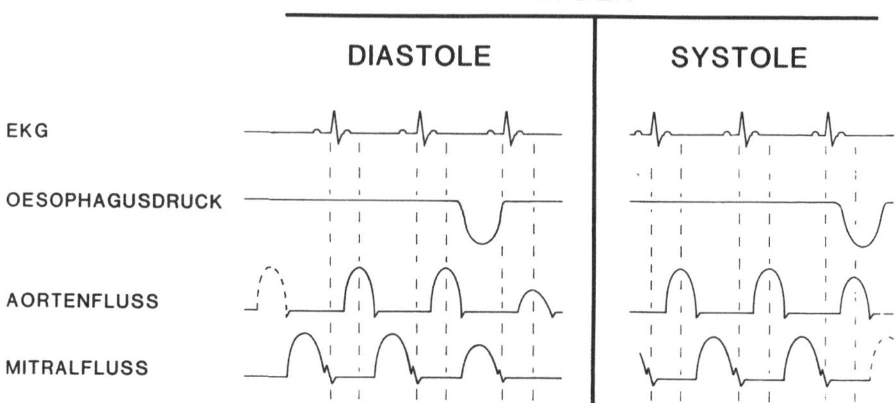

Abb. 2　Schematische Darstellung der zeitlichen Beziehung zwischen EKG, Oesophagusdruck, sowie Aorten- und Mitralfluß. Nach einer Apnoe von ca. 15 Sekunden wurde ein negativer Druckpuls durch EKG-getriggerte Elektrostimulation der Nn. phrenici induziert und entweder einer einzelnen Diastole (links) oder Systole (rechts) überlagert. Die gestrichelten senkrechten Linien zeigen die enddiastolischen und systolischen Zeitpunkte an, zu denen die Drucke im linken Ventrikel bzw. Vorhöfen ausgewertet wurden.

Bei der diastolischen Applikation des Druckpulses wurde der Aortenklappenschluß abgewartet und dann ein Druckpuls in die Diastole plaziert. Dabei kehrte der Oesophagusdruck gegen Ende der Diastole auf seinen Kontrollwert zurück. Der negative Druckpuls in der Systole begann in der isovolumetrischen Kontraktionsphase des linken Ventrikels, d.h. nach Mitralklappenschluß, und erreichte sein Minimum meist zur Zeit des Aortenklappenschlusses.

Bei diastolischem negativem Druckpuls wurden also die Auswirkungen auf die Ventrikelfüllung bewertet, bei systolischem Druckpuls dagegen bei konstanter Vorlast die Auswirkungen auf die Ventrikelentleerung.

Im Rahmen der statistischen Auswertung wurden innerhalb jeder experimentellen Gruppe alle Variablen von Herzzyklen, denen ein negativer Druckpuls superponiert wurde, mittels Varianzanalyse für wiederholte Messungen mit den zwei unmittelbar vorangehenden Kontrollherzzyklen verglichen.

vier experimentellen Gruppen (diastolische bzw. systolische Druckpulse, konstantes bzw. variables Lungenvolumen) vergleichen zu können. Die Änderungen der Vorhofdrucke zum Zeitpunkt des minimalen intrathorakalen Druckes bei diastolischer Phrenikusstimulation wurden innerhalb einer Gruppe mit dem Student-t-Test für verbundene Stichproben verglichen. Nullhypothesen wurden bei einem alpha-Fehler von unter 5% abgelehnt.

2.2 Versuche an chronisch instrumentierten Hunden

2.2.1 Präparation

Bei sechs Hunden (Gewicht: 24-30 kg) wurden in einem ersten Schritt zunächst verschiedene Signalaufnehmer chronisch implantiert. Nach Narkoseeinleitung mit Thiopenthal (10 mg/kg) und Fentanyl (20 µg/kg) wurde unter Sauerstoff-Lachgas (1:1) - Halothan Intubationsnarkose nach linksseitiger Thorakotomie und Längsspaltung des Perikards zur Messung des Aortenflusses zunächst bei vier Tieren ein Ultraschallflußaufnehmer (20 mm Innendurchmesser, Firma Transonics, Ithaca, USA), bei zwei Tieren ein zuvor geeichter elektromagnetischer Flußaufnehmer (Firma Gould-Statham) um die ascendierende Aorta plaziert. Anschließend wurde zur Messung des linksventrikulären Druckes ein Mikromanometer (Firma Konigsberg, Modell P17, Pasadena, USA) sowie ein mit Kochsalzlösung gefüllter Katheter durch die Herzspitze in den linken Ventrikel eingebracht. Die A. coronaria circumflexa wurde von ihrem Ursprung aus der linken Coronararterie bis zum Abgang des ersten größeren Astes präpariert, d.h. über eine Strecke von 3-4 cm. Zur Messung des Blutflusses in der A. coronaria circumflexa wurde dann ein Ultraschallmeßaufnehmer (2.5 - 3 mm Innendurchmesser, Firma Transonics, Ithaca, USA) um die Arterie plaziert, sowie stromabwärts davon eine mit Kochsalzlösung gefüllte aufblasbare Manschette. Diese Manschette diente zu einem späteren Zeitpunkt der kurzfristigen Coronarokklusion (Nullpunktfestlegung des coronaren Flußsignals, Testung der reaktiven Hyperämie). Kleinere zwischen Flußaufnehmer und Manschette abgehende Coronaräste wurden dabei ggf. unterbunden. Bei zwei Tieren wurde zusätzlich zur Beurteilung der regionalen myokardialen Wanddicken (Sasayama et al., 1976) jeweils ein piezoelektrisches Kristall (5 MHz, 2 mm Durchmesser) über einen tangential zum Endokard geführten Stichkanal endokardnah eingebracht und zwar sowohl im Versorgungsbereich der A. coronaria circumflexa als auch des Ramus interventricularis anterior (RIVA). Anschließend wurde unter Kontrolle des Ultraschallsignals auf einem Oszilloskop jeweils ein zweites auf ein Dacronstückchen (1 x 1 cm) geklebtes Kristall (5 MHz, 5 mm Durchmesser) mit 4-5 atraumatischen Nähten am Epikard befestigt. Das Kristall wurde dabei epikardial an der Stelle fixiert, an der sich eine minimale Ultraschallaufzeit zum subendokardial gelegenen Kristall ergab, beide Kristalle also annähernd in einer Achse und orthogonal zum Endokard lagen. Das Perikard wurde anschließend nur im Bereich der Aorta reapproximiert, während es im Bereich der Vorhöfe und Ventrikel offen belassen wurde. Dies war erforderlich, weil es ansonsten bei der Fülle der implantierten Meßaufnehmer und Kabel erfahrungsgemäß schon innerhalb kurzer Zeit zu einer konstriktiven Perikarditis kommt. Nach Ausleiten der verschiedenen Kabel zwischen den Schulterblättern und schichtweisem Thoraxverschluß wurde zunächst für zwei Wochen eine Einheilung der Meßaufnehmer abgewartet. Dabei wurden zur Analgesie in den ersten postoperativen Tagen Opiate (Piritramid) verabreicht und der Katheter im linken Ventrikel täglich mit heparinisierter Kochsalzlösung gespült. Bei allen Versuchstieren wurde der Thorax am ersten postoperativen Tag in aufrechter Position (a.p.) geröntgt, wobei bei 2 Tieren ein Pleuraerguß nachgewiesen und nach intercostaler Nervenblockade mit Bupivacain 0.5% abpunktiert wurde.

2-3 Wochen nach Instrumentierung wurden die Kreislaufeffekte der Atmung gegen inspiratorische Strömungswiderstände untersucht. Die Versuchstiere wurden dabei nach Narkoseeinleitung mit dem kurz wirkenden Barbiturat Methohexital (5 mg/kg i.v.) mit Chloralose (80 mg/kg) narkotisiert, mit einem Endotrachealtubus (Innendurchmesser 12 mm) intubiert und in Rechtsseitenlage durch eine Kolbenpumpe mit sauerstoffangereicherter Luft (inspiratorische Sauerstoffkonzentration: 30-60%) kontrolliert beatmet. Weitere Dosen (10-20 mg/kg) von Chloralose wurden bei Bedarf verabreicht. Chloralose wurde dabei als Anaesthetikum gewählt, weil es unter den Anaesthetika vermutlich am wenigsten reflexdämpfend und kreislaufdeprimierend wirkt (van Citters et al., 1964, Shabetai et al., 1963). Auf eine Narkose wurde bei diesen Versuchen deshalb nicht verzichtet, weil die bei Atmung gegen inspiratorische Widerstände im Gefolge einer möglichen Dyspnoe auftretenden emotional bedingten Kreislaufeffekte nicht hätten ausgeschlossen werden können.

Zur Registrierung des Aortendruckes wurde eine A. femoralis punktiert und ein bei 37°C geeichtes dünnes Katheterspitzenmanometer (Firma Braun-Melsungen, BRD) nach der Seldinger Technik in den Aortenbogen vorgeschoben. Zur Messung des intrathorakalen Druckes diente ein in den Oesophagus vorgeschobener Ballonkatheter. Ein EKG wurde über subcutane Elektroden abgeleitet.

Am Versuchsende wurde die A. coronaria circumflexa durch Aufblasen der zuvor angebrachten Manschette für einige Sekunden okkludiert. Nach Ablassen der Manschette wurde in jedem Fall eine Hyperämie beobachtet, so daß eine hämodynamisch relevante, durch die Instrumentierung bedingte Coronarstenose ausgeschlossen werde konnte.

Bei zwei weiteren Versuchen an zwei Hunden wurde zur Analyse des coronarvenösen Sauerstoffgehaltes und Berechnung des regionalen myokardialen Sauerstoffverbrauchs ein Katheter über eine perkutane Katheterisierung der Vena jugularis unter Durchleuchtung in den Coronarsinus eingeführt und für ca. 1.5-2.5 cm vorgeschoben (Goodale et al., 1948). Bei dieser Katheterposition wird beim Hund unter langsamer Blutaspiration ganz überwiegend coronarvenöses Blut aus dem Bereich des linken Ventrikels gewonnen (Rayford et al., 1949). Die korrekte Position des Katheters im Coronarsinus wurde zu Beginn und nach Abschluß jedes Experimentes durch Kontrastmittelinjektion (Angiographin®) unter Durchleuchtung sowie durch in vitro Analyse der Sauerstoffsättigung von simultan entnommenen coronar- und zentralvenösen Blutproben gesichert.

2.2.2 Meßmethoden

Der Blutfluß in der A. coronaria circumflexa und Aorta ascendens wurde mit synchronisierten bidirektionalen Transitzeit-Ultraschallflowmetern (Firma Transonic, Ithaca, USA) ohne Verwendung eines low-pass Filters gemessen. Bei zwei Hunden wurde zur Aortenflußmessung ein elektromagnetisches Flowmeter eigener Konstruktion benutzt. Eine Prüfung im Strömungsmodell ergab, daß die Flußsignale über einen Bereich von Null bis mindestens 200 bzw. 10000 ml/min linear waren. Das elektrische Nullsignal der Ultraschallflowmeter stimmt im übrigen exakt mit dem nach temporärem Kreislaufstillstand (10 mg Acetylcholin i.v.) bzw. Circumflexaokklusion registrierten aortalen bzw. coronarem Flußsignal überein. Der mittlere Circumflexafluß wurde intermittierend durch Verwendung eines elektrischen Filters, das Herzminutenvolumen durch Planimetrie des Aortenflusses ermittelt. Linksventrikulärer bzw. aortaler Druck wurden unter Verwendung des linksventrikulären Referenzkatheters in vivo relativ zum Barometerdruck geeicht und registriert. Das Referenzniveau wurde dabei in Höhe der vertebralen Dornfortsätze festgelegt. Der enddiastolische coronare Perfusionsdruck wurde als Differenz von diastolischem Aortendruck und linkem Ventrikeldruck berechnet, wobei jeweils Werte von 10-18 Herzzyklen über 2-3 Atemzyklen gemittelt wurden. Der enddiastolische Coronarwiderstand wurde punktuell als Quotient von diastolischem Perfusionsdruck und dem zum gleichen Zeitpunkt ermittelten phasischen Circumflexafluß berechnet, wobei jeweils endexspiratorische Werte von 3-5 Herzzyklen (2-3 Atemzyklen) gemittelt wurden. Der Oesophagusdruck wurde mit einem luftgefüllten System und mittels eines Differenzdruckwandlers (Firma Validyne, Modell DP-45, Northridge, USA) gemessen. Bewertet wurden u.a. endinspiratorische und endexspiratorische Drucke, sowie der mit einem elektronischen Filter intermittierend registrierte mittlere Oesophagusdruck. Der transmurale Aortendruck wurde als Differenz von mittlerem arteriellen und mittlerem Oesophagusdruck errechnet. Die Herzfrequenz wurde aus dem EKG oder der Ventrikeldruckkurve ermittelt. Als Index für den myokardialen Sauerstoffverbrauch diente das Produkt von Herzfrequenz und mittlerem transmuralen Aortendruck.

Bei zwei Versuchstieren wurden die phasischen Änderungen der myokardialen Wanddicken im Versorgungsterritorium des RIVA bzw. der A. coronaria circumflexa registriert (Sonomicrometer, Firma Triton Technology, San Diego, USA), bei jeweils 10-18 Herzzyklen (2-3 Atemzyklen) enddiastolisch und endsystolisch ausgemessen und im Mittel bewertet. Die regionale fraktionelle Wandverdickung wurde (analog einer Ejektionsfraktion) als Quotient der Differenz zwischen endsystolischer und enddiastolischer Wanddicke und der enddiastolischen Wanddicke errechnet und in Prozent ausgedrückt. Dabei wurde die Endsystole zum Zeitpunkt des Nulldurchganges des Aortenflußsignales oder des negativen Spitzenwerts des differenzierten Ventrikeldrucksignales (dP/dt) festgelegt (Abel, 1981). Zur Messung der arteriellen Blutgase und des pH-Wertes wurden zu definierten Zeitpunkten Blutproben bei einer Elektrodentemperatur von 37°C analysiert (Radiometer, Kopenhagen). Die in vitro Bestimmung des Sauerstoffgehaltes des arteriellen und coronarvenösen Blutes erfolgte durch photometrische Doppelbestimmung der Sauerstoff- und Hämoglobinkonzentration (Firma Andos, Modell Oxystat, Hamburg, BRD). Der regionale myokardiale Sauerstoffverbrauch im Stromgebiet der A. coronaria circumflexa wurde in zwei Versuchen intermittierend als Produkt des Circumflexaflusses und der arterio-coronarvenösen Sauerstoffgehaltsdifferenz ermittelt.

Aortendruck, systolischer und diastolischer linksventrikulärer Druck, Oesophagusdruck, EKG, Aorten- und Circumflexafluß sowie ggf. regionale Wanddicken wurden fortlaufend auf einem 8-Kanalschreiber registriert. Eine Bewertung der phasischen Signale erfolgte aus den Originalkurven bei einem Papiervorschub von 50 mm/s.

2.2.3 Versuchsprogramm

Die Kreislaufveränderungen bei Spontanatmung bzw. Spontanatmung gegen inspiratorische Strömungswiderstände wurden stets im Vergleich zur maschinellen Beatmung bewertet. Dabei wurde bei maschineller Beatmung die Beatmungsfrequenz zunächst so eingestellt, daß spontane Atemexkursionen des Versuchstieres gerade unterdrückt wurden. Anschließend wurde für jeweils 10 Minuten von maschineller Beatmung auf Spontanatmung ohne bzw. mit zusätzlichem inspiratorischen Strömungswiderstand umgestellt. Nach erneuter Beatmung wurde dieser Zyklus dann unter Verwendung eines anderen Strömungswiderstandes wiederholt. Die Bewertung der Effekte im Vergleich zur maschinellen Beatmung wurde auch deshalb gewählt, um im Verlauf des 2-4 stündigen Versuches einen internen Kontrollwert mitzuführen und so bei der statistischen Auswertung relativ unabhängig von möglicherweise im Zeitverlauf auftretenden, quantitativ schlecht kontrollierbaren Störgrößen, z.B. der Narkosetiefe zu sein.

Während der Spontanatmung gegen inspiratorische Strömungshindernisse atmete der intubierte Hund durch ein T-förmiges Schlauchsystem, in dessen Inspirations- und Exspirationsschenkel zur Vermeidung einer Rückatmung jeweils ein Einweg-Ventil geschaltet war. In den Inspirationsschenkel wurde dann zusätzlich und in randomisierter Reihenfolge jeweils ein bestimmter Strömungswiderstand eingebracht und die Effekte einer 10minütigen Atmung gegen diesen Widerstand untersucht. Bei den Strömungswiderständen handelte es sich um Röhrchen konstanter Länge aber variablen Querschnitts von 3-4 mm ("mäßiger Widerstand") bzw. 2.5 mm ("hoher Widerstand"). Als zusätzliche Kontrolle diente die Atmung durch das Schlauchsystem ohne Einschaltung eines zusätzlichen Widerstandes ("kein Widerstand"). Das Inspirationsgas wurde dabei wie unter mechanischer Beatmung mit Sauerstoff angereichert, so daß die arterielle Sauerstoffspannung immer über 100 mmHg lag und sich nicht signifikant von der unter mechanischer Beatmung gemessenen unterschied. Dadurch wurde eine Aktivierung des Chemoreflexes durch niedrige Sauerstoffpartialdrucke ausgeschlossen.

Bei zwei Tieren wurde in zwei getrennten Versuchen der regionale linksventrikuläre Sauerstoffverbrauch wiederholt (insgesamt fünfmal) jeweils unter maschineller Beatmung und nach 10minütiger Spontanatmung gegen den hohen Strömungswiderstand bestimmt.

2.2.4 Datenanalyse

Zur Auswertung kamen Daten von sechs Versuchstieren, wobei sich die Analyse des Herzminuten- und Schlagvolumens wegen Kabelbruchs des aortalen Flußaufnehmers bei einem Tier auf Daten von fünf Tieren stützt. Die Daten wurden in Abbildungen und Tabellen als Mittelwerte (± Standardabweichung des Mittelwerts) angegeben. Bei der statistischen Analyse wurden jeweils die Mittelwerte unter Kontrollbedingungen, d.h. unter maschineller Beatmung, mit denen nach fünf- bzw. zehnminütiger Spontanatmung gegen einen bestimmten inspiratorischen Strömungswiderstand verglichen. Dabei wurde mittels Varianzanalyse für wiederholte Messungen die a priori Nullhypothese getestet, daß kein Unterschied zwischen diesen Mittelwerten besteht. Konnte diese Hypothese abgelehnt werden, so wurde mit Hilfe des Scheffe´-Testes geprüft (Winer, 1971), ob sich zehn Minuten nach Aufnahme der Spontanatmung im Vergleich zum Kontrollwert unter maschineller Beatmung signifikante Änderungen ergaben. Nullhypothesen wurden bei einem alpha-Fehler von unter 5% abgelehnt.

3 Ergebnisse

3.1 Wirkung des negativ intrathorakalen Druckes auf das linksventrikuläre Schlagvolumen

3.1.1 Effekte negativ intrathorakalen Druckes in der Systole

Ein negativer Druckpuls in der Systole führte unabhängig von Veränderungen der Ventrikelfüllung zu einer Abnahme des linksventrikulären Schlagvolumens. Ein typisches Beispiel zeigt Abb. 3, während Mittelwerte und Streuung der wichtigen Parameter in Abb. 4 zusammengefaßt sind.

Unabhängig davon, ob das Lungenvolumen während systolischer Applikation des negativen intrathorakalen Druckes konstant gehalten wurde oder nicht, wurde eine mit -8% bzw. -6.5% quantitativ zwar relativ geringe jedoch statistisch signifikante ($p<0.01$) Abnahme des linksventrikulären Schlagvolumens noch während derselben Systole nachgewiesen.

Betont werden muß, daß die Schlagvolumenabnahme bei konstanter Herzfrequenz und konstantem enddiastolischen Ventrikeldruck vor Beginn des systolischen Druckpulses erfolgte (Tab. 1), also nicht mit Veränderungen der linksventrikulären Füllung in Zusammenhang stehen kann. Die Schlagvolumenabnahme unter negativ intrathorakalem Druck in der Systole impliziert daher eine verminderte Ventrikelentleerung mit konsekutiver Zunahme des endsystolischen Ventrikelvolumens. Dieses Ergebnis ist mit der signifikanten Zunahme des errechneten transmuralen systolischen linksventrikulären Druckes sowohl zum Zeitpunkt des aortalen Spitzenflusses als auch zur Zeit des minimalen (maximal negativen) intrathorakalen Druckes während des negativen Druckpulses vereinbar (Tab. 1).

Die Abnahme des linksventrikulären Schlagvolumens war direkte Folge des negativ intrathorakalen Druckes, da eine Schlagvolumenabnahme auch bei eröffnetem Abdomen, nicht jedoch bei offenem Thorax nachzuweisen war.

3.1.2 Effekte negativ intrathorakalen Druckes in der Diastole

Während bei systolischer Einwirkung des negativ intrathorakalen Druckes das linksventrikuläre Schlagvolumen noch in derselben Systole abnahm, führte die diastolische Einwirkung des negativ intrathorakalen Druckpulses bei konstanter Herzfrequenz zu einer Abnahme des unmittelbar nachfolgenden linksventrikulären Schlagvolumens (Abb.5).

Die Schlagvolumenabnahme war dabei unabhängig davon nachzuweisen, ob das Lungenvolumen konstant gehalten wurde oder nicht, und umso ausgeprägter, je

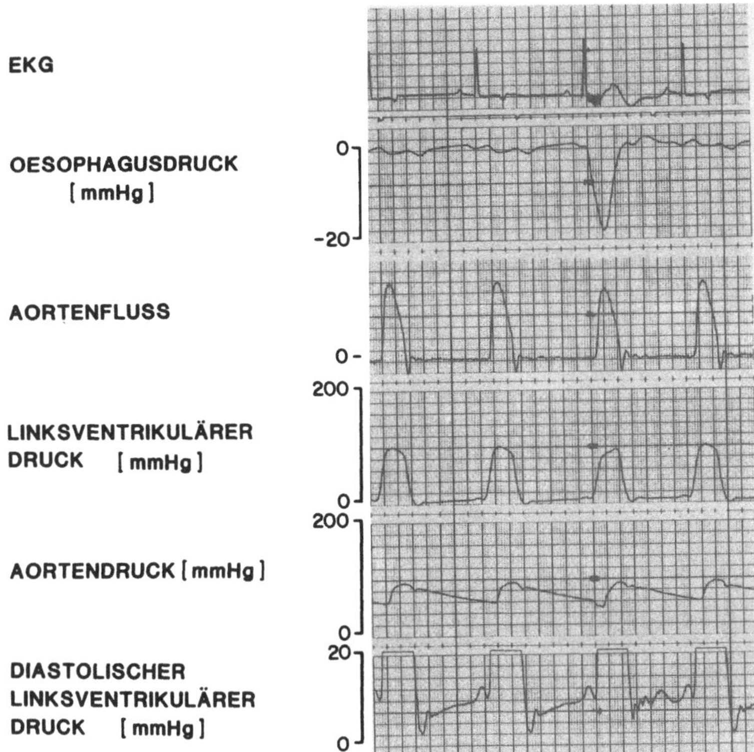

Abb. 3 Kreislaufveränderungen bei negativ intrathorakalem Druckpuls in der Systole und konstantem Lungenvolumen (Endotrachealtubus abgeklemmt). Originalregistrierung (Papiervorschub: 50 mm/s) aus einem Versuch an einem narkotisierten Hund.
Nach einer Apnoe von ca. 15 Sekunden werden die Nn. phrenici unmittelbar nach Triggerung auf die dritte R-Zacke für 100 ms stimuliert, erkennbar auch an einem entsprechenden Signal im EKG-Kanal für die Dauer der Stimulation. Unter dem nachfolgenden Abfall des Oesophagusdruckes nehmen im Vergleich zu den aequivalenten Zeitpunkten in den Herzzyklen vor Druckapplikation der Aortenfluß sowie, relativ zum Barometerdruck, auch der systolische Druck im linken Ventrikel und in der Aorta ab. Der Ventrikeldruck vor Applikation des negativen Druckpulses ist dabei konstant. Ein systolischer negativer Druckpuls führt also unabhängig von Vorlaständerungen zu einer Abnahme des linksventrikulären Schlagvolumens (Integral des Aortenflusses) noch in der gleichen Systole.

später in der Diastole der negative Druck einwirkte (Abb. 6, 7). Betrug nämlich die Schlagvolumenabnahme nach frühdiastolischem Druckpuls im Mittel 8%, so verdoppelte sich der Abfall bei spätdiastolischer Stimulation auf durchschnittlich 16%. Dies war nicht durch unterschiedliche Herzfrequenzen oder linksventrikuläre Füllungsdrucke vor Einwirkung des negativen Druckpulses bedingt (Tab. 2 und 3).
    Zu beachten ist, daß die Abnahme des linksventrikulären Schlagvolumens sowohl bei konstantem als auch bei zunehmendem Lungenvolumen mit einer si-

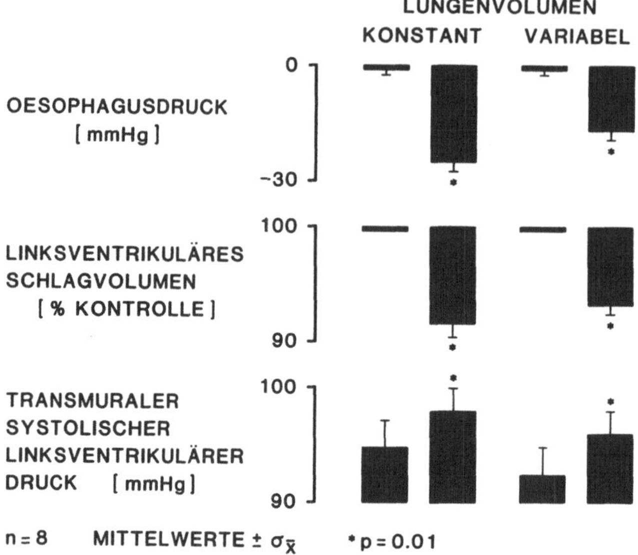

Abb. 4   Kreislaufveränderungen bei negativ intrathorakalem Druckpuls in der Systole. Mittelwerte (± Standardabweichung des Mittelwertes) von 8 narkotisierten Hunden.

Um mögliche Einflüsse einer Zunahme des Lungenvolumens zu bewerten, wurde das Lungenvolumen unter Abnahme des intrathorakalen Druckes durch Abklemmen des Endotrachealtubus entweder konstant gehalten (links) oder konnte frei zunehmen (rechts).

Unabhängig von Veränderungen des Lungenvolumens nahm das linksventrikuläre Schlagvolumen unter negativem Druckpuls jeweils ab. Damit vereinbar stieg gleichzeitig der transmurale systolische linksventrikuläre Druck signifikant an, welcher durch Subtraktion des Oesophagusdruckes vom systolischen Ventrikeldruck errechnet wurde. Herzfrequenz und enddiastolischer Druck vor Applikation des Druckpulses waren über mindestens zwei Herzzyklen unverändert.

Ein negativ intrathorakaler Druck bewirkt also trotz konstanter Vorlast eine Abnahme der linksventrikulären Entleerung.

gnifikanten Zunahme des enddiastolischen linksventrikulären Druckes um bis zu 4 mmHg (relativ zum Barometerdruck) unmittelbar nach Phrenikusstimulation, aber noch vor der nächsten Kontraktion einherging (Abb. 6 und 7). Da sich der Oesophagusdruck seinem Kontrollwert enddiastolisch bereits wieder angenähert hatte (Tab. 2 und 3), war dies nicht auf eine noch bestehende Änderung des intrathorakalen Druckes zurückzuführen.

Entsprechend ergab sich rechnerisch auch eine signifikante Erhöhung des linksventrikulären Druckes relativ zum Oesophagusdruck, d.h. eine Erhöhung des geschätzten transmuralen Füllungsdruckes. Diese Erhöhung war ebenfalls umso ausgeprägter, je später in der Diastole die Phrenikusstimulation erfolgte (Abb. 6, 7).

Zusammenfassend ergab sich also bei negativ intrathorakalem Druck in der Diastole trotz Anstieg des Füllungsdruckes eine Abnahme des nachfolgenden Schlagvolumens.

Tabelle 1, Kreislaufeffekte des negativen intrathorakalen Druckes in der Systole bei konstantem (Endotrachealtubus abgeklemmt) bzw, zunehmendem (Endotrachealtubus offen) Lungenvolumen, Mittelwerte (± SEM) von 8 anästhesierten Hunden, Kontrolle *(Kontr.)* bezieht sich auf die Werte der Parameter im Herzzyklus unmittelbar vor Druckapplikation, Stimulation *(Stim.)* auf solche unter Druckapplikation, Das linksventrikuläre Schlagvolumen (integrierter Aortenfluß) wurde als prozentualer Anteil des letzten Kontrollherzzyklus (100%) vor Druckapplikation bewertet, Der systolische transmurale Druck des linken Ventrikels wurde als Differenz zwischen intraluminalem Druck (gemessen relativ zum Barometerdruck) und Druck im Ösophagus errechnet

	Systolische Stimulation; Endotrachealtubus			
	Abgeklemmt		Offen	
	Kontr.	Stim.	Kontr.	Stim.
Linksventrikuläres Schlagvolumen (% Kontrolle)	100,0	91,9±0,7*	100,0	93,5±0,8*
Minimaler Ösophagusdruck (mmHg)	-0,5±0,4	-24,6±2,2*	-0,5±0,4	-16,4±1,5*
Zeit von Q-Zacke bis zum minimalen Ösophagusdruck (ms)	-	200,0±7	-	173,0±8
Ösophagusdruck zur Zeit des aortalen Spitzenflusses (mmHg)	-0,5±0,4	-19,2±2,5*	-0,5±0,4	-12,9±2,4*
Systolischer transmuraler linksventrikulärer Druck (mmHg) (zur Zeit des minimalen Ösophagusdrucks)	93,2±5,3	110,7±5,1*	100,2±3,6	111,7±5,4*
Systolischer transmuraler linksventrikulärer Druck (mmHg) (zur Zeit des aortalen Spitzenflusses)	99,4±3,6	105,4±3,6*	105,9±4,3	112,0±4,6*
Linksventrikulärer enddiastolischer Druck (mmHg)	9,6±1,0	9,6±1,1	9,6±0,9	9,6±0,9
RR-Interval (ms)	742,0±34	746,0±34	726,0±37	730,0±35

*p<0,05, signifikant unterschiedlich im Vergleich zur Kontrolle, Varianzanalyse und Scheffé-Test.

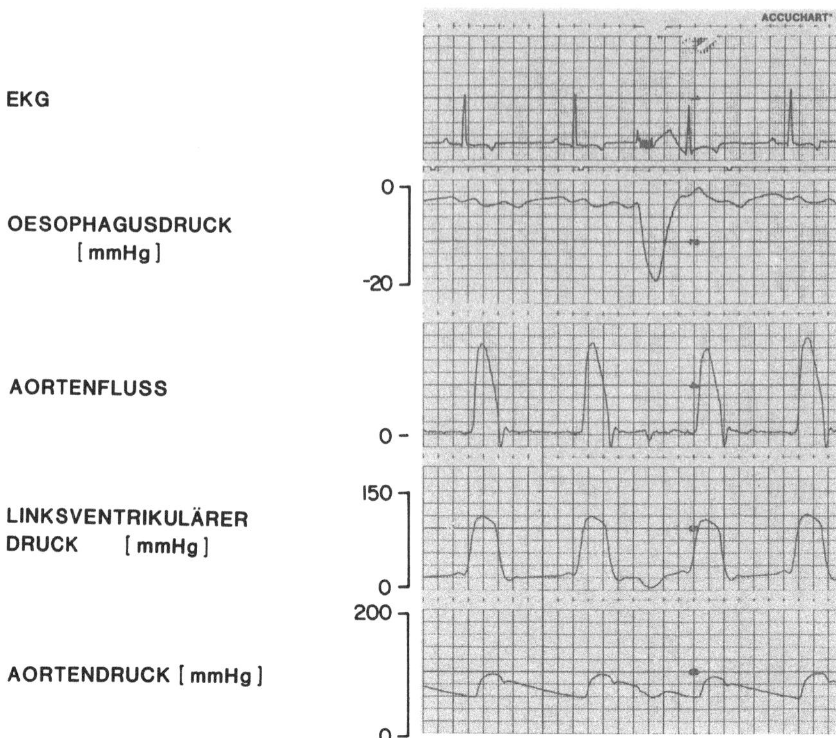

Abb. 5 Kreislaufveränderungen bei negativ intrathorakalem Druckpuls in der Diastole und konstantem Lungenvolumen. Originalregistrierung aus einem Versuch an einem narkotisierten Hund. Papiervorschub: 50 mm/s.
Im unmittelbaren Anschluß an den diastolischen negativen Druckpuls zeigt sich im folgenden Herzzyklus eine Abnahme des Aortenflusses. Ein diastolischer Druckpuls führt also ebenfalls zu einer Abnahme des linksventrikulären Schlagvolumens (Integral des Aortenflusses).

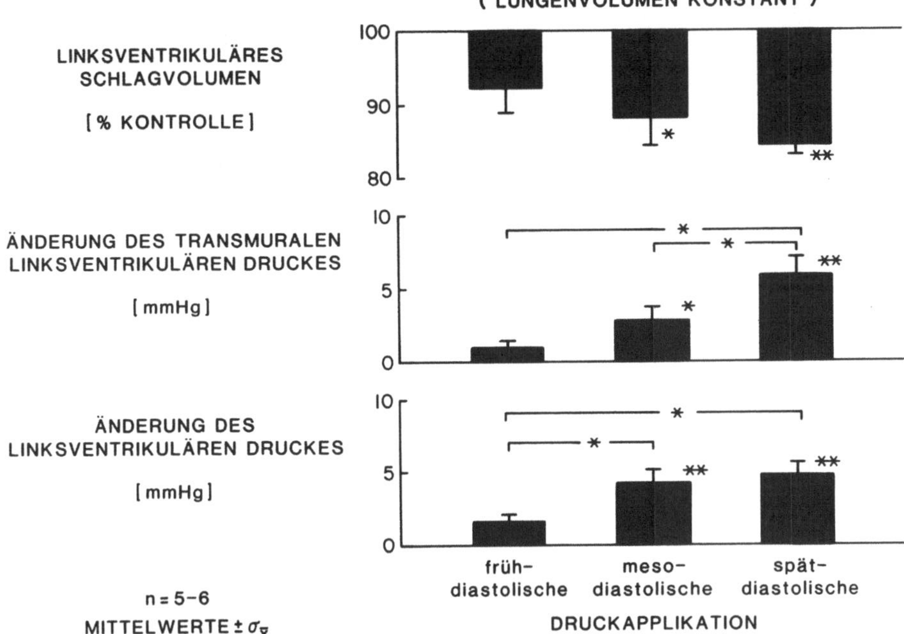

Abb. 6 Kreislaufveränderungen bei negativ intrathorakalem Druckpuls in der Früh-, Meso- bzw. Spätdiastole und konstantem Lungenvolumen. Mittelwerte (± Standardabweichung des Mittelwertes) von 5 (frühdiastolisch) bzw. 6 narkotisierten Hunden.

Im Anschluß an eine meso- bzw. spätdiastolische Druckapplikation kam es im nachfolgenden Herzzyklus jeweils zu einer Abnahme des linksventrikulären Schlagvolumens und zwar trotz Anstieg des enddiastolischen linksventrikulären Druckes vor der bewerteten nachfolgenden Kontraktion. Der Druck stieg dabei sowohl relativ zum Oesophagusdruck (transmuraler Druck), als auch relativ zum Barometerdruck signifikant an und zwar um so stärker, je später in der Diastole die Druckapplikation erfolgte.

Auch ein negativ intrathorakaler Druck in der Diastole bewirkt also eine Schlagvolumenabnahme, aber des nachfolgenden Schlages.

(*p<0.05, **p<0.01, Varianzanalyse mit Scheffe´-Test)

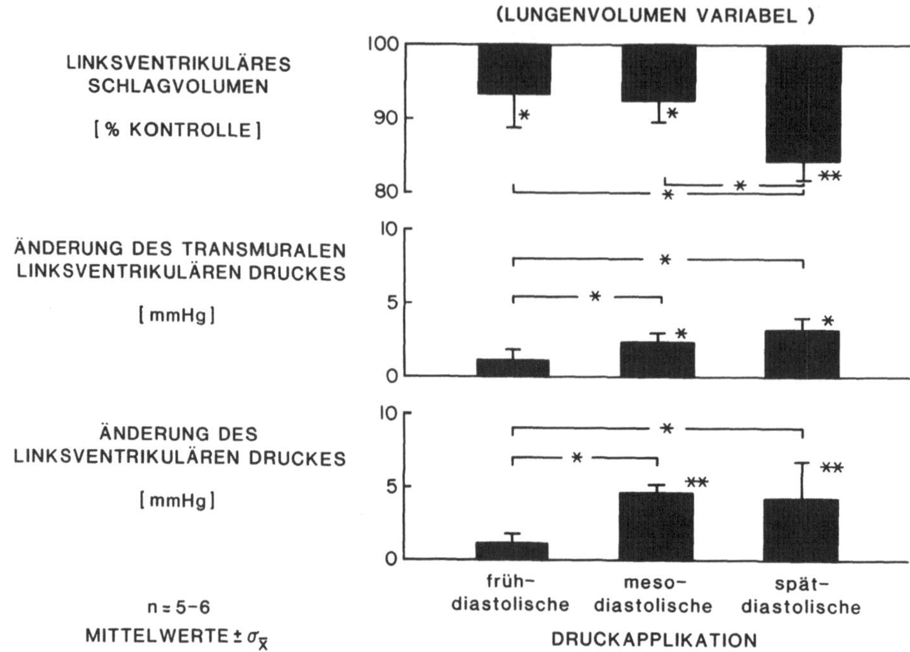

Abb. 7 Kreislaufveränderungen bei diastolischem Druckpuls und variablem Lungenvolumen. Mittelwerte (± Standardabweichung des Mittelwertes) von 5 (frühdiastolisch) bzw. 6 (meso- und spätdiastolisch) narkotisierten Hunden.
Ähnlich wie bei negativem Druckpuls unter konstantem Lungenvolumen kommt es nach diastolischer Druckapplikation jeweils zu einer signifikanten Abnahme des linksventrikulären Schlagvolumens und zwar trotz Anstieg des enddiastolischen linksventrikulären Druckes vor der bewerteten nachfolgenden Kontraktion. Der Druck stieg dabei sowohl relativ zum Oesophagusdruck (transmuraler Druck), als auch relativ zum Barometerdruck signifikant an, und zwar um so stärker, je später die Druckapplikation in der Diastole erfolgte.
Ein negativ intrathorakaler Druck in der Diastole bewirkt also unabhängig von Lungenvolumenänderungen eine Schlagvolumenabnahme.
(*p<0.05, **p<0.01, jeweils Varianzanalyse mit Scheffe´-Test)

Tabelle 2. Kreislaufeffekte des negativen intrathorakalen Druckes in der Diastole bei konstantem Lungenvolumen, Mittelwerte (± SEM) von 6 narkotisierten Hunden (frühdiastolisch n= 5), Kontrolle (*Kontr,*) bezieht sich auf die Werte der Parameter im Herzzyklus unmittelbar vor Druckapplikation, Stimulation (*Stim,*) auf solche unter bzw, unmittelbar nach Druckapplikation, Das linksventrikuläre Schlagvolumen (integrierter Aortenfluß) wurde als prozentualer Anteil des letzten Kontrollherzzyklus (100%) vor Druckapplikation bewertet, Der transmurale Ventrikeldruck wurde als Differenz zwischen intraluminalem Druck (gemessen relativ zum Barometerdruck) und Druck im Ösophagus errechnet

	Diastolische Phrenikusstimulation; Endotrachealtubus abgeklemmt					
	Frühdiastolisch		Mesodiastolisch		Spätdiastolisch	
	Kontr.	Stim.	Kontr.	Stim.	Kontr.	Stim.
Linksventrikuläres Schlagvolumen (% Kontrolle)	100,0	92,3±3,2	100,0	88,3±3,9*	100,0	85,4±1,5*
Linksventrikulärer enddiastolischer Druck (mmHg)	9,2±1,3	10,8±1,6	9,3±1,1	13,6±1,2*	9,3±1,1	13,9±1,6*
Transmuraler LV-enddiastolischer Druck (mmHg)	9,7±1,7	10,7±2,0	9,7±1,5	12,4±2,0*	10,0±1,4	15,9±2,3*
Systolischer linksventrikulärer Druck (mmHg)	99,6±5,8	96,5±6,7	100,8±5,4	97,3±6,3	101,4±5,3	96,9±5,9*
Systolischer transmuraler LV-Druck (mmHg)	100,4±6,1	97,5±6,9	101,4±5,6	97,7±6,2	102,3±5,3	96,4±5,6*
Minimaler Ösophagusdruck (mmHg)	-0,8±0,7	-21,6±3,1*	-0,8±0,7	-21,5±3,3*	-1,0±0,8	-22,7±3,0*
Zeit von Q-Zacke bis zum Abfall des Ösophagusdrucks (ms)	-	238,0±18	-	356,0±29	-	457,0±29
Zeit von Q-Zacke bis zum minimalen Ösophagusdruck (ms)	-	400,0±20	-	518,0±33	-	616,0±29
Dauer des negativen Ösophagusdrucks (ms)	-	312,0±16	-	313,0±16	-	308,0±14
Dauer des negativen Ösophagusdrucks (% der Diastole)	-	62,9±2,6	-	60,7±3,5	-	59,3±2,9
Ösophagusdruck zur Zeit der Q-Zacke (mmHg)	-0,5±0,9	0,1±1,0	-0,4±0,8	1,2±1,0*	-0,7±0,8	-2,0±1,4
RR-Interval (ms)	754,0±24	747,0±23	758,0±31	760,0±28	758,0±29	771,0±26

*p<0,05, Varianzanalyse und Scheffé-Test, signifikant unterschiedlich zum Kontrollschlag,

Tabelle 3. Kreislaufeffekte des negativen intrathorakalen Druckes in der Diastole bei zunehmendem Lungenvolumen. Mittelwerte (± SEM) von 6 narkotisierten Hunden (frühdiastolisch n= 5). Kontrolle (*Kontr.*) bezieht sich auf die Werte der Parameter im Herzzyklus unmittelbar vor Druckapplikation, Stimulation (*Stim.*) auf solche unter bzw. unmittelbar nach Druckapplikation. Das linksventrikuläre Schlagvolumen (integrierter Aortenfluß) wurde als prozentualer Anteil des letzten Kontrollherzzyklus (100%) vor Druckapplikation bewertet. Der transmurale Ventrikeldruck wurde als Differenz von intraluminalem Druck (gemessen relativ zum Barometerdruck) und Ösophagusdruck errechnet

	Diastolische Phrenikusstimulation					
	Diastolische Phrenikusstimulation; Endotrachealtubus offen					
	Frühdiastolisch		Mesodiastolisch		Spätdiastolisch	
	Kontr.	Stim.	Kontr.	Stim.	Kontr.	Stim.
Linksventrikuläres Schlagvolumen (% Kontrolle)	100,0	93,2±2,2*	100,0	92,6±2,7*	100,0	84,5±2,6*
Linksventrikulärer enddiastolischer Druck (mmHg)	8,5±1,5	9,6±1,3	9,0±1,1	13,6±1,5*	9,1±1,3	13,3±1,9*
Transmuraler LV enddiastolischer Druck (mmHg)	9,2±1,8	9,8±1,9	9,9±1,4	12,1±1,8*	10,3±1,7	13,5±2,0*
Systolischer linksventrikulärer Druck (mmHg)	101,1±6,2	99,3±6,8	102,8±4,0	101,3±4,6	103,3±5,1	98,2±6,3*
Systolischer transmuraler LV-Druck (mmHg)	101,9±6,3	100,5±7,0	103,9±3,7	101,6±4,0	104,5±5,0	97,6±5,6*
Minimaler Ösophagusdruck (mmHg)	-0,8±0,8	-11,1±1,0*	-1,1±0,7	-13,5±2,1*	-1,0±1,0	-13,8±2,1*
Zeit von Q-Zacke bis zum Abfall des Ösophagusdrucks (ms)	-	249,0±18	-	374,0±30	-	476,0±29
Zeit von Q-Zacke bis zum minimalen Ösophagusdruck (ms)	-	386,0±27	-	513,0±36	-	615,0±34
Dauer des negativen Ösophagusdrucks (ms)	-	277,0±21	-	274,0±16	-	280,0±20
Dauer des negativen Ösophagusdrucks (% der Diastole)	-	54,4±3,7	-	53,4±3,2	-	52,5±4,0
Ösophagusdruck zur Zeit der Q-Zacke (mmHg)	-0,7±0,9	-0,2±0,8*	-0,9±0,7	1,5±1,0*	-1,2±0,9	1,0±0,6
RR-Interval (ms)	760,0±25	746,0±20	766,0±33	770,0±34	777,0±37	783,0±35

*p<0.05, Varianzanalyse und Scheffé-Test, signifikant unterschiedlich zum Kontrollschlag.

3.2 Wirkung des negativ intrathorakalen Druckes auf den Mitral- und Aortenfluß

3.2.1 *Effekt des negativ intrathorakalen Druckes auf die Füllung des linken Ventrikels über die Mitralklappe*

Die Ergebnisse bei diastolischer Applikation negativen Druckes, nämlich Abfall des nachfolgenden Schlagvolumens trotz Anstieg des enddiastolischen Ventrikeldruckes, ließen unbeantwortet, ob sich die Ventrikelfüllung änderte. In einer zweiten Versuchsreihe wurde deshalb der Einfluß negativer Druckänderungen in der Diastole auf den Mitralfluß, d.h. den linksventrikulären Einstrom untersucht.

Hier kam es bei konstantem Lungenvolumen zu einer sofortigen und erheblichen Erniedrigung des Flusses durch die Mitralklappe, gefolgt von einer Abnahme auch des Schlagvolumens in der gleichen Größenordnung (Abb. 8). Die durchschnittlichen Veränderungen sind in Abb. 9 zusammengefaßt. Nach diastolischer Erniedrigung des intrathorakalen Druckes um 20 mmHg nahm das linksventrikuläre Einstromvolumen um durchschnittlich 37% signifikant ab, gefolgt von einer

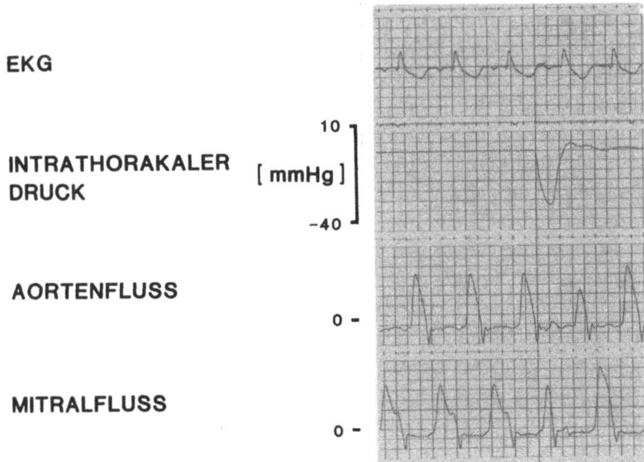

Abb. 8 Veränderungen des Mitral- und Aortenflusses bei negativ intrathorakalem Druckpuls in der Diastole und konstantem Lungenvolumen (Endotrachealtubus abgeklemmt). Originalregistrierung (Papiervorschub: 50 mm/s) aus einem Versuch an einem narkotisierten Hund.
Nach einer Apnoe von ca. 15 Sekunden wurden die Nn. phrenici unmittelbar nach Triggerung auf die dritte dargestellte R-Zacke stimuliert. Unter der nachfolgenden Abnahme des Oesophagusdruckes nimmt der Mitralfluß erheblich ab, gefolgt von einer ausgeprägten Reduktion auch des Aortenflusses. Während der Ventrikelkontraktion zeigt das Mitralflußsignal keine phasischen Änderungen. Dieses Signalniveau war identisch mit dem nach Kreislaufstillstand gemessenen Nullwert und schließt eine Mitralinsuffizienz aus.
Ein negativer Druckpuls führt also zu einer Abnahme des Einstroms in den linken Ventrikel, gefolgt von einer Abnahme auch des linksventrikulären Schlagvolumens (Integral des Aortenflusses).

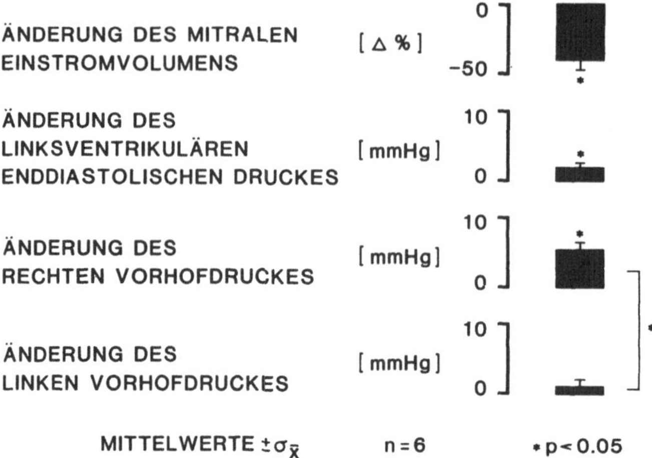

Abb. 9 Kreislaufveränderungen bei diastolischem Druckpuls und konstantem Lungenvolumen. Mittelwerte (± Standardabweichung des Mittelwertes) von 6 narkotisierten Hunden.

Ein negativ intrathorakaler Druckpuls führte zu einer erheblichen und signifikanten Abnahme des mitralen Einstromvolumens (über einen Herzzyklus integriertes Mitralflußsignal), d.h. zu einer Abnahme der linksventrikulären Füllung. Trotz verminderter Füllung nach diastolischer Druckeinwirkung und Rückkehr des intrathorakalen Druckes auf Kontrollwerte kam es nicht zu einer Abnahme des linksventrikulären Druckes, der Druck stieg im Gegenteil enddiastolisch sogar signifikant an. Diese Veränderungen implizieren eine Abnahme des Verhältnisses zwischen enddiastolischem Ventrikelvolumen und -Druck unmittelbar nach Ablauf des negativen Druckpulses.

Gleichzeitig stieg der rechte Vorhofdruck um ca. 5 mmHg signifikant an. Dieser Anstieg war signifikant ausgeprägter als im linken Vorhof und führte zu einer temporären Umkehr der Druckdifferenz zwischen linkem und rechtem Vorhof. Ein negativ intrathorakaler Druck in der Diastole bewirkte also eine Abnahme der linksventrikulären Füllung, gefolgt von einer Schlagvolumenabnahme.

(*p < 0.05, Varianzanalyse mit Scheffe´-Test bzw. Student-t-Test)

ebenfalls signifikanten Schlagvolumenverringerung um im Mittel 31%. Ein induzierter negativer intrathorakaler Druck führt also unmittelbar zu einer ausgeprägten linksventrikulären Füllungsabnahme, und zwar unabhängig von Änderungen des Lungenvolumens.

Diese Veränderungen gingen mit einer Verschiebung des Verhältnisses zwischen enddiastolischem Ventrikeldruck und Volumen einher. Bemerkenswert war nämlich, daß trotz des erheblich verminderten Einstromvolumens in den Ventrikel der linksventrikuläre Druck am Ende der Diastole, d.h. vor der nächsten Ventrikelkontraktion, nicht abfiel. Vielmehr kam es sogar zu einer signifikanten Zunahme des enddiastolischen linksventrikulären Druckes um im Mittel 2.1 mmHg relativ zum Barometerdruck, obwohl der Oesophagusdruck zu diesem Zeitpunkt seinen Ausgangswert bereits wieder erreicht hatte (Tab. 4).

Angemerkt sei, daß der unter Verwendung des Oesophagusdruckes geschätzte transmurale enddiastolische linksventrikuläre Ventrikeldruck trotz der Füllungsverminderung des linken Ventrikels um im Mittel 4.1 mmHg signifikant zunahm, Änderungen des Ventrikelvolumens also durch den so berechneten transmuralen Druck qualitativ und quantitativ falsch wiedergegeben wurden.

Der negative Druckpuls führte zu einem erheblichem Anstieg des rechten Vorhofdruckes. Der enddiastolische rechte Vorhofdruck stieg nämlich nach abgelaufener Stimulation und Rückkehr des intrathorakalen Druckes auf Kontrollwerte, aber noch vor der nachfolgenden Ventrikelkontraktion, um durchschnittlich 5.3 mmHg signifikant an und damit um durchschnittlich 4.5 mmHg und signifikant mehr als der linke Vorhofdruck (Abb.9). Als Folge kehrte sich temporär auch die normale Druckdifferenz zwischen linkem und rechtem Vorhof enddiastolisch um. Betrug die Druckdifferenz vor Applikation des negativen Druckpulses im Mittel nur 0.7 mmHg, so überstieg nach Einwirkung des Druckpulses der Druck im rechten Vorhof den im linken Vorhof um durchschnittlich 3.8 mmHg.

Dieses unterschiedliche Verhalten von rechtem und linkem Vorhofdruck, daß eine Volumenzunahme des rechten Herzens mit Linksverschiebung des Septums implizieren könnte, war bereits während der Applikation des negativ intrathorakalen Druckes nachzuweisen. Der rechte Vorhofdruck zum Zeitpunkt des negativen intrathorakalen Spitzendruckes fiel nämlich im Vergleich zum Kontrollherzyklus mit -7.4 mmHg ± 2 auf +3.5 ± 4.5 um einen signifikant geringeren Betrag ab als der linke Vorhofdruck (um -15.2 mmHg ± 2.4 auf -2.5 ± 3.5).

Nach Entfernung des Perikards hatte ein negativer Druckpuls in der Diastole keinen wesentlichen Einfluß mehr auf den Mitralfluß. Bei dem Tier mit offen belassenem Perikard veränderte sich der Mitralfluß unter dem negativen Druckpuls senem Perikard veränderte sich der Mitralfluß unter dem negativen Druckpuls überhaupt nicht mehr. Bei dem anderen Tier, daß sowohl vor als auch nach Entfernung des Perikards untersucht werden konnte, war die Abnahme des linksventrikulären Einstromvolumens bei reapproximiertem Perikard um den Faktor 3 ausgeprägter. Wurden jeweils 3 Stimulationssequenzen dieser Tiere, d.h. insgesamt sechs Interventionen, als unabhängige Ereignisse betrachtet und einer Varianzanalyse unterzogen, so ergaben sich nach Entfernung des Perikards keine signifikante Abnahmen des Einstromvolumens mehr.

Das Verhalten des Mitralflusses bei Applikation eines früh- bzw. spätdiastolischen negativen Druckpulses und konstantem Lungenvolumen zeigt Abb. 10. Bei frühdiastolischer Druckeinwirkung kommt es nach Öffnung der Mitralklappe zunächst zur Reduktion des initialen Spitzenflusses. Mit Rückkehr des intrathorakalen Druckes auf Kontrollwerte nimmt der Mitralfluß dann in der Spätdiastole wieder zu, wobei die im Kontrollherzzyklus beobachteten Flußwerte überschritten werden. Der in der Spätdiastole erhöhte Mitralfluß reicht jedoch nicht aus, um eine enddiastolische Abnahme der Füllung des linken Ventrikels zu kompensieren. Das Einstromvolumen fällt ab, ebenso das nachfolgende Schlagvolumen. Bei spätdiastolischer Druckapplikation (Abb. 10) bleibt dagegen der frühdiastolische Mitralfluß unverändert, während der Fluß in der Spätdiastole abfällt. Unter beiden Bedingungen ist trotz Füllungsabnahme der enddiastolische Druck im linken Ventrikel erhöht. Negativ intrathorakaler Druck führte also sowohl in der Früh-, als auch in der Spätdiastole zu einer Abnahme des Bluteinstroms in den linken

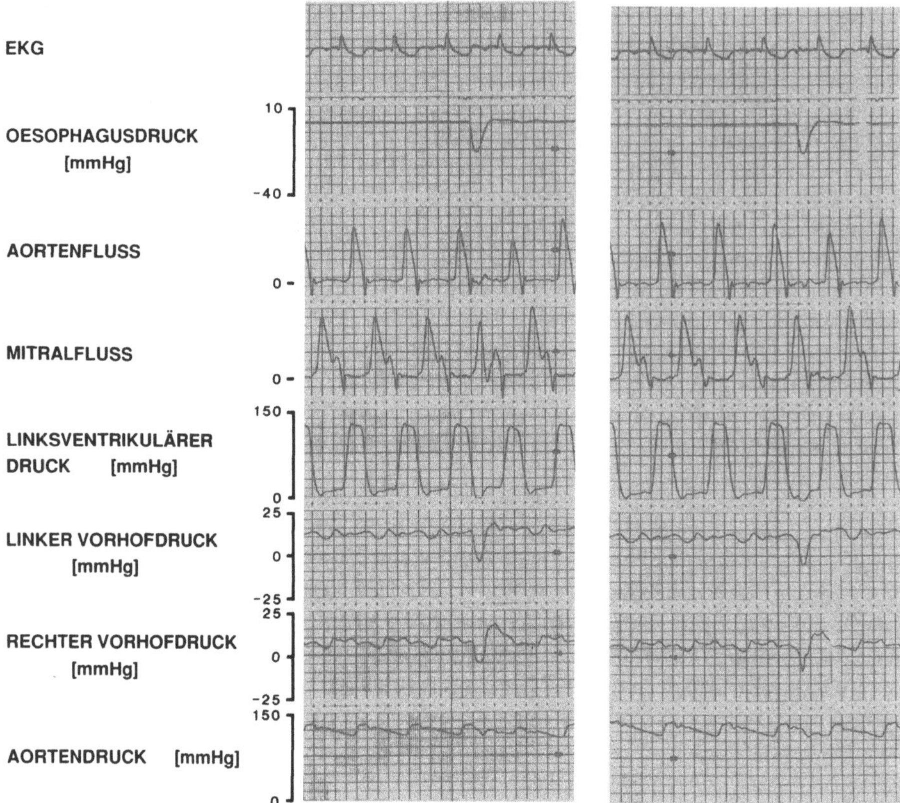

Abb. 10 Effekt eines negativ intrathorakalen Druckpulses in der frühen (links) bzw. späten Diastole (rechts). Originalregistrierung (Papiervorschub: 50 mm/s) aus einem Versuch an einem narkotisierten Hund.

Bei frühdiastolischer Druckeinwirkung kommt es nach Öffnung der Mitralklappe zunächst zur Reduktion des initialen Spitzenflusses. Mit Rückkehr des intrathorakalen Druckes auf Kontrollwerte nimmt der Mitralfluß dann in der Spätdiastole wieder zu, wobei die im Kontrollherzzyklus beobachteten Flußwerte überschritten werden. Der in der Spätdiastole erhöhte Mitralfluß reicht jedoch nicht aus, um eine enddiastolische Abnahme der Füllung des linken Ventrikels zu kompensieren. Das Einstromvolumen fällt ab, ebenso das nachfolgende Schlagvolumen. Bei spätdiastolischer Druckapplikation bleibt dagegen der Mitralfluß frühdiastolisch zunächst unverändert, fällt aber dann unter negativer Druckapplikation in der Spätdiastole ab. Unter beiden Bedingungen ist der Druck im linken Ventrikel enddiastolisch trotz Füllungsabnahme erhöht. Zu erkennen ist auch der unter negativem Druckpuls im Vergleich zum linken Vorhofdruck geringere Abfall des rechten Vorhofdruckes.

Negativ intrathorakaler Druck führt also sowohl in der Früh-, als auch in der Spätdiastole zu einer Abnahme des Bluteinstroms in den linken Ventrikel und des nachfolgenden Schlagvolumens.

Ventrikel und - in Übereinstimmung mit den unter 3.1.2. beschriebenen Ergebnissen - zu einer Abnahme des nachfolgenden Schlagvolumens.

Ähnliche, d.h. nicht signifikant unterschiedliche, Abnahmen des linksventrikulären Einstromvolumens und nachfolgenden Schlagvolumens wurden bei variablem Lungenvolumen beobachtet, und zwar obwohl die erzeugte intrathorakale Druckamplitude unter diesen Bedingungen kleiner war (Tabelle 4). Auch hier kam es trotz Verminderung des linksventrikulären Einstromvolumens um nahezu 40% nicht zum Abfall des enddiastolischen linksventrikulären Druckes.

Daß es unter Phrenikusstimulation bei offenem Tubus in der Tat zu einer substantiellen Zunahme des Lungenvolumens kam, ergab sich auch aus den pneumotachographischen Messungen. Bei Abnahme des intrathorakalen Druckes für nur 250 ms nahm nämlich das Lungenvolumen um 280 ml zu, d.h. um den Betrag eines normalen Atemzugvolumens.

Eine Abnahme des Mitralflusses und damit der linksventrikulären Füllung unter negativ intrathorakalem Druck wurde auch nach Eröffnung des Abdomens festgestellt, so daß der Abfall des intrathorakalen Druckes hinreichende Bedingung für diesen Effekt ist.

Zusammenfassend kommt es also bei Applikation negativ intrathorakaler Drucke in der Diastole mit und ohne Änderung des Lungenvolumens zu einer erheblichen Abnahme des Bluteinstroms in den linken Ventrikel und damit notwendigerweise zu einer Abnahme der linksventrikulären Füllung. Trotz abnehmender Füllung steigt dabei der enddiastolische linksventrikuläre Druck sowohl relativ zum Barometerdruck als auch relativ zum Oesophagusdruck an, während der rechte Vorhofdruck stark zunimmt und sich die normale Druckdifferenz zwischen linkem und rechtem Vorhof umkehrt. Nach Entfernung des Perikards ist keine wesentliche Abnahme des Mitralflusses unter negativ intrathorakalem Druck mehr zu beobachten.

3.2.2 *Effekt des negativ intrathorakalen Druckes auf die Entleerung des linken Ventrikels nach Implantation des Mitralflußaufnehmers*

Auch bei höherem enddiastolischen linksventrikulärem Druck führte ein negativ intrathorakaler Druck während der Systole ähnlich wie in der ersten Versuchsreihe zu einer sofortigen Abnahme des Schlagvolumens noch im gleichen Herzzyklus (Abb. 11). Das Schlagvolumen des Ventrikels nahm dabei um durchschnittlich 13% signifikant ab (Abb. 12). Der vor Druckapplikation für mehrere Herzzyklen unveränderte Mitralfluß dokumentiert, daß diese Verminderung der Ventrikelentleerung nicht mit einer Abnahme der Vorlast erklärt werden kann. Herzfrequenz, linksventrikuläres Einstromvolumen, enddiastolische Drucke im linken Ventrikel, linkem und rechtem Vorhof waren ebenfalls für mehrere Herzzyklen konstant (Tab. 4).

Ähnliche Abnahmen des Schlagvolumens wurden bei eröffnetem Abdomen sowie bei entferntem Perikard nachgewiesen.

Auch bei variablem Lungenvolumen kam es unter Einwirkung des negativ intrathorakalen Druckes zur einer signifikanten Abnahme des linksventrikulären Schlagvolumens und zwar um durchschnittlich 8%. Die bei einem Tier gemessene

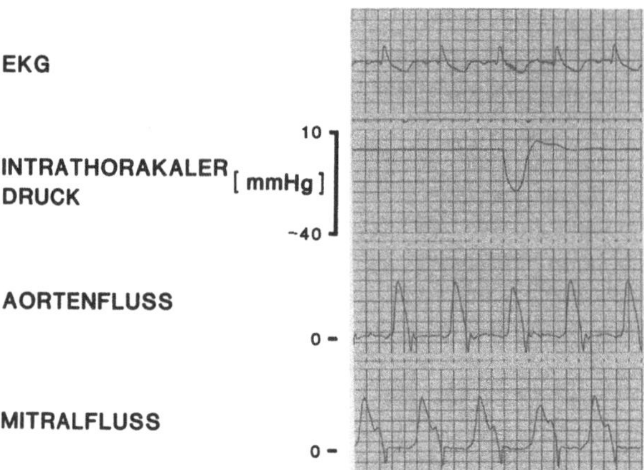

Abb. 11 Effekt des negativ intrathorakalen Druckpulses in der Systole. Originalregistrierung (Papiervorschub: 50 mm/s) aus einem Versuch an einem narkotisierten Hund.
Bei systolischer Druckeinwirkung kommt es zur sofortigen Abnahme des Aortenflusses und des linksventrikulären Schlagvolumens (integrierter Aortenfluß). Mitral- und Aortenschluß vor Einwirkung des negativen Druckimpulses sind konstant, so daß die Abnahme des Schlagvolumens hier nicht Folge einer verminderten Füllung sein kann.
Ein negativer Druckpuls führt also unabhängig von der Vorlast zu einer verminderten Ventrikelentleerung.

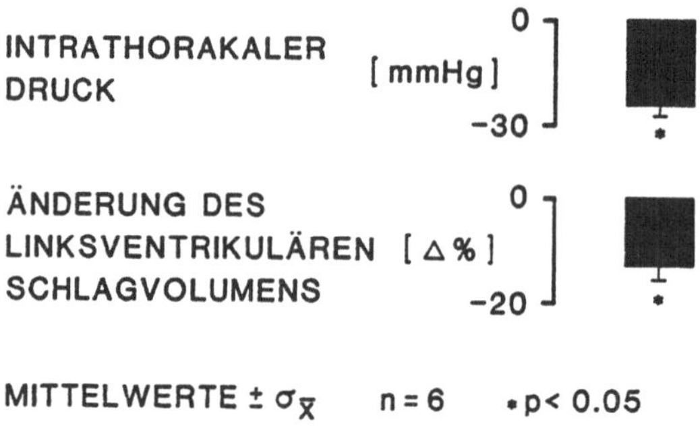

Abb. 12 Veränderungen bei negativem Druckpuls in der Systole und konstantem Lungenvolumen. Mittelwerte (± Standardabweichung des Mittelwertes) von 6 narkotisierten Hunden.
Ein negativ intrathorakaler Druckpuls führte zu einer signifikanten Abnahme des linksventrikulären Schlagvolumens, und zwar bei konstanter Vorlast und Herzfrequenz. (*p<0.05, Varianzanalyse mit Scheffe´-Test)

Tabelle 4. Kreislaufeffekte des negativen intrathorakalen Druckes in Diastole und Systole. Mittelwerte (± SEM) von 6 narkotisierten Hunden. Kontrolle (*Kontr.*) bezieht sich auf die Werte der Parameter im Herzzyklus unmittelbar vor Druckapplikation, Stimulation (*Stim.*) auf solche unter bzw. unmittelbar nach Druckapplikation. Linksventrikuläres Einstromvolumen (integrierter Mitralfluß) und linksventrikuläres Schlagvolumen (integrierter Aortenfluß) wurden jeweils als prozentualer Anteil des letzten Kontrollherzzyklus (100%) vor Druckapplikation bewertet

	Diastolische Stimulation; Trachealtubus				Systolische Stimulation; Trachealtubus			
	Abgeklemmt		Offen		Abgeklemmt		Offen	
	Kont.	Stim.	Kont.	Stim.	Kont.	Stim.	Kont.	Stim.
LV Einstromvolumen (% Kontrolle)	100,0	63,0±6,1*	100,0	63,2±4,8*	100,0	-	100,0	-
LV Schlagvolumen (% Kontrolle)	100,0	69,2±5,9*§	100,0	64,2±5,5*§	100,0	87,1±2,5*	100,0	91,9±2,5*
LV enddiastolischer Druck (mmHg)	15,9±1,6	18,0±1,6*	15,7±1,7	16,9±3,1	14,5±2	14,5±2	15,6±2,3	15,9±2,3
Rechter Vorhofdruck (mmHg)	12,9±2,3	18,2±1,5*	12,6±2,3	18,0±1,7*	10,7±2,3	10,5±2,3	12,4±2,3	12,3±2,3
Systolischer LV-Druck (mmHg)	106,3±9,7	97,0±8,9*	106,7±9,5	99,0±8,4*	111,0±6,7	98,8±6,6*	108,1±8,1	99,6±8,4*
Minimaler Ösophagusdruck (mmHg)	0,1±1,5	-19,8±3,5*†	0,4±1,3	-13,2±2,6*	0,5±1,5	-24,2±3,5*†	0,5±1,4	-15,0±2,7*
Q-Zacke - Ösophagusdruckabfall (ms)	-	248,0±9	-	243,0±6	-	39,0±4	-	38,0±3
Q-Zacke - Ösophagusspitzendruck (ms)	-	390,0±21	-	369,0±17	-	220,0±14	-	186,0±9
Dauer des negativen Ösophagusdrucks (ms)	-	289,0±15	-	262,0±14	-	317,0±18	-	261,0±19
Enddiastolischer Ösophagusdruck (mmHg)	-0,0±1,5	-2,0±2,0	0,2±1,3	-0,7±3,3	0,5±1,5	0,5±1,5	0,5±1,4	0,5±1,4
RR-Interval (ms)	509,0±19	505,0±19	508,0±19	508,0±18	483,0±34	485,0±33	490,0±33	492,0±34

*signifikant {p<0.05, Varianzanalyse und Scheffé-Test} unterschiedlich zu den Kontrollherzzyklen;

§signifikant unterschiedlich zu systolischer Druckapplikation; †signifikant unterschiedlich zu "Endotrachealtubus offen".

Zunahme des Lungenvolumens bei negativ intrathorakalem Druck betrug in der Zeit bis zum Schluß der Aortenklappe 210 ml.

Zusammenfassend führte also ein negativ intrathorakaler Druck mit und ohne Zunahme des Lungenvolumens zu einer verminderten systolischen Entleerung des linken Ventrikels. Diese Resultate bestätigen damit die unter 3.1.1. dargestellten Ergebnisse.

3.2.3 Vergleich der Effekte des negativ intrathorakalen Druckes in Diastole und Systole auf das linksventrikuläre Schlagvolumen

Bei nicht signifikant unterschiedlicher Druckamplitude führte die Einwirkung des negativ intrathorakalen Druckes in der Diastole unter den beschriebenen experimentellen Bedingungen zu einer um etwa den Faktor 3 stärkeren Abnahme des linksventrikulären Schlagvolumens. Dieser Unterschied war statistisch signifikant.

3.3 Wirkung des negativ intrathorakalen Druckes auf den Blutfluß aus intrathorakalen Windkesselarterien in extrathorakale periphere Arterien und den Durchmesser der intrathorakalen Aorta

Ein negativ intrathorakaler Druck hatte nicht nur Auswirkungen auf die Ventrikelfüllung und - Entleerung, sondern auch eigenständige Wirkungen auf das arterielle System. Dies wurde nachgewiesen, indem die Effekte eines induzierten negativen Druckpulses nach Schluß der Aortenklappe untersucht wurden, d.h. nach Beendigung der Ventrikelejektion und bei unverändertem Einstrom in das arterielle System im Vergleich zum Kontrollherzzyklus.

Ein negativ intrathorakaler Druck führte unter Blutspeicherung in den intrathorakalen Windkesselarterien zu einer Abnahme des antegraden Blutflusses aus der intrathorakalen Aorta in die peripheren Arterien oder sogar zu einem temporär retrograden arteriellen Fluß aus den extrathorakalen Arterien in die intrathorakale Aorta. Eine typische gleichzeitige Registrierung des aortalen Blutflusses und Durchmessers bei zunehmend später in den Herzzyklus einfallendem negativen Druckpuls zeigt Abb. 13. Unabhängig vom Zeitpunkt des negativen Druckpulses kam es zur Verminderung des antegraden Blutflusses mit Zunahme des Aortendurchmessers in beiden Achsen gegenüber den Kontrollherzzyklen. Bei negativ intrathorakalem Druck in der Spätdiastole war sogar ein retrograder Fluß in der descendierenden Aorta nachweisbar. Daß es sich dabei nicht um einen Artefakt handelte und in der Tat ein retrograder Fluß auftrat, wurde dadurch bestätigt, daß die Aortendurchmesser im Verlauf der Diastole und im Vergleich zum Kontrollherzzyklus nicht nur relativ weniger abfielen, sondern sogar im Absolutwert zunahmen.

Mit Beendigung der Phrenikusstimulation und Rückkehr des intrathorakalen Druckes auf Kontrollwerte entleerte sich die Aorta unter schlagartiger Zunahme des antegraden Flusses und Abnahme des Aortendurchmessers (Abb. 13). Dabei fielen die Aortendurchmesser nach Einwirkung des Druckpulses schneller (steiler) ab als im Kontrollzustand. Es hatte den Anschein, als wenn das in der intrathorakalen Aorta gespeicherte Blut nun in ein stärker entleertes peripheres Gefäßbett abfloß.

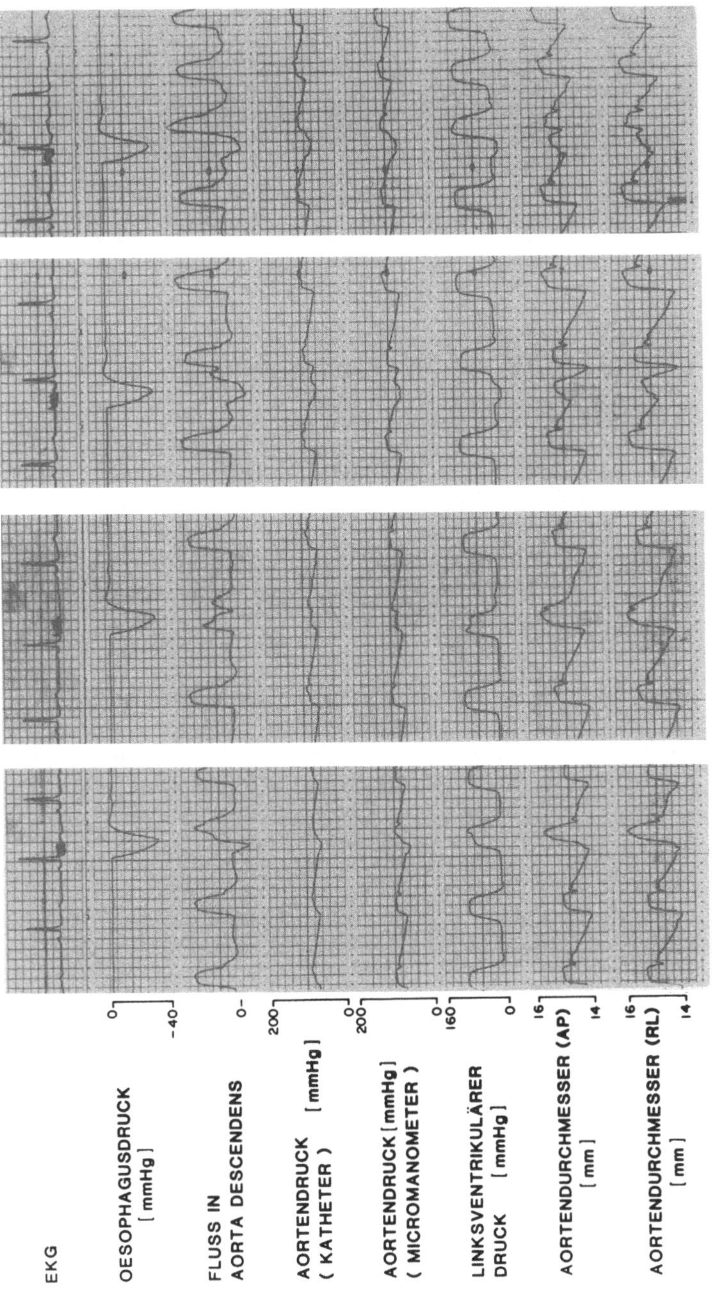

Abb.13 Einfluß eines zunehmend später in den Herzzyklus einfallenden negativ intrathorakalen Druckes auf den Fluß in der Aorta descendens und den Durchmesser der intrathorakalen Aorta. Originalregistrierung (Papiervorschub: 50 mm/s) aus einem Versuch an einem narkotisierten Hund. Unabhängig vom Zeitpunkt des negativen Druckpulses kommt es zur Verminderung des antegraden Blutflusses mit Zunahme des Aortendurchmessers in beiden Achsen gegenüber den Kontrollherzzyklen. Bei negativ intrathorakalem Druck in der Spätdiastole ist sogar ein retrograder Fluß in der descendierenden Aorta nachweisbar. Daß es sich dabei nicht um einen Artefakt handelt und in der Tat ein retrograder Fluß auftrat, wird dadurch bestätigt, daß die Aortendurchmesser im Vergleich zum Kontrollherzzyklus bei spätdiastolischem Druckpuls im Verlauf der Diastole nicht nur relativ weniger abfallen, sondern auch im Absolutwert zunehmen. Mit Beendigung der Phrenikusstimulation und Rückkehr des intrathorakalen Druckes auf Kontrollwerte entleert sich die Aorta unter Zunahme des antegraden Flusses und Abnahme des Aortendurchmessers. Dabei fällt auf, daß der Abfall der Aortendurchmesser nach Einwirkung des Druckpulses schneller (steiler) erfolgt als im Kontrollzustand. Negativ intrathorakaler Druck vermindert also unabhängig von Effekten auf das Herz den peripheren arteriellen Fluß aus der intrathorakalen in die extrathorakale Zirkulation und zwar einhergehend mit einer Blutspeicherung in der Aorta.

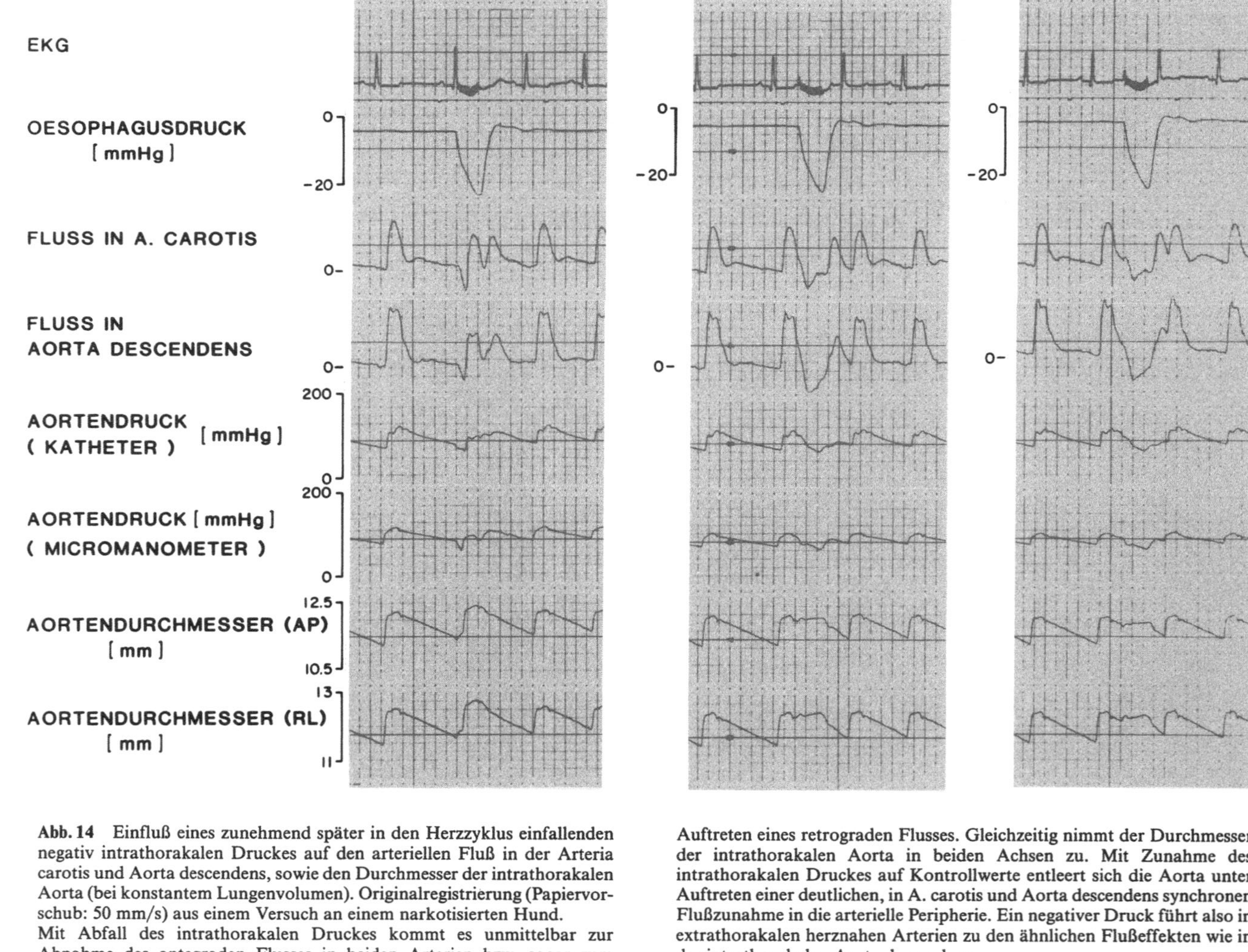

Abb. 14 Einfluß eines zunehmend später in den Herzzyklus einfallenden negativ intrathorakalen Druckes auf den arteriellen Fluß in der Arteria carotis und Aorta descendens, sowie den Durchmesser der intrathorakalen Aorta (bei konstantem Lungenvolumen). Originalregistrierung (Papiervorschub: 50 mm/s) aus einem Versuch an einem narkotisierten Hund. Mit Abfall des intrathorakalen Druckes kommt es unmittelbar zur Abnahme des antegraden Flusses in beiden Arterien bzw. sogar zum Auftreten eines retrograden Flusses. Gleichzeitig nimmt der Durchmesser der intrathorakalen Aorta in beiden Achsen zu. Mit Zunahme des intrathorakalen Druckes auf Kontrollwerte entleert sich die Aorta unter Auftreten einer deutlichen, in A. carotis und Aorta descendens synchronen Flußzunahme in die arterielle Peripherie. Ein negativer Druck führt also in extrathorakalen herznahen Arterien zu den ähnlichen Flußeffekten wie in der intrathorakalen Aorta descendens.

Die Verminderung des antegraden Flusses und die Zunahme der Aortendurchmesser waren weder an eine Erhöhung des intraabdominellen Druckes noch an ein Tiefertreten des Zwerchfells geknüpft. Beide Veränderungen konnten nämlich auch bei eröffnetem Abdomen, nicht jedoch bei eröffnetem Thorax nachgewiesen werden.

Bei negativem Druckpuls unter den Bedingungen eines variablen Lungenvolumens zeigten sich ähnliche, bei kleinerer intrathorakaler Druckamplitude quantitativ allerdings geringere Effekte.

Das Auftreten eines retrograden Flusses war nicht auf die descendierende Aorta beschränkt, sondern konnte auch in den Carotiden nachgewiesen werden (Abb. 14). Die in den phasischen Flußsignalen bei negativem Druckpuls nachweisbaren Veränderungen waren in beiden Arterien zeitlich synchron und qualitativ gleichartig. Ein verminderter antegrader Fluß bei negativem Druckpuls konnte in beiden Arterien bei allen Versuchstieren, ein eindeutig retrograder Fluß bei mindestens vier Tieren nachgewiesen werden.

Angemerkt sei, daß die Aortendurchmesser bei systolischer Druckapplikation trotz Abfall des linksventrikulären Schlagvolumens zunahmen.

Die intrathorakale Aorta verhielt sich also unter Einwirkung des negativ intrathorakalen Druckes wie ein elastischer Behälter, der Blut auf Kosten des Ausstroms in die arterielle Peripherie speicherte. Aortenquerschnitt und damit auch -volumen stiegen dabei um durchschnittlich 8% an, wenn der intrathorakale Druck diastolisch um im Mittel 22 mmHg gesenkt wurde (Tab. 5). Dies entspricht einer Zunahme der Aortendurchmesser um durchschnittlich 30 mm/mmHg negativ intrathorakalen Druckes. Der gleiche Mittelwert ergab sich im übrigen aus der Steigung der (über den gemessenen Druckbereich linearen) aortalen Druck-Durchmesser-Beziehung nach Manipulation des intraluminalen Druckes (Abb. 15). Intrathorakale Druckänderungen werden also im vollen Umfang auf die Aorta übertragen und führen zu einer Querschnittszunahme.

Zusammenfassend führt also ein negativ intrathorakaler Druck unter Aortendehnung zu einem verminderten Ausstrom von Blut aus der intrathorakalen Aorta und, vermutlich, der gesamten intrathorakalen arteriellen Zirkulation in die Peripherie. Diese Kreislaufeffekte sind unabhängig von solchen auf das Herz.

Die Wirkung eines längeren negativen Druckpulses, beginnend entweder in der Systole bzw. in der Diastole und bei konstantem Lungenvolumen, sei abschließend in Abb. 16 dargestellt.

Mit Beginn des negativ intrathorakalen Druckes in der Systole zeigt sich eine geringe, aber deutliche Abnahme des Schlagvolumens, bedingt allein durch Verminderung der Ventrikelentleerung.

Bei in der Diastole beginnender Druckapplikation kommt es ebenfalls zu einer Schlagvolumenabnahme, die allerdings erheblich stärker ausgeprägt ist, bedingt im wesentlichen durch Abnahme der linksventrikulären Füllung. Trotz des abnehmenden Blutauswurfes des linken Ventrikels in die Aorta ist unter beiden Bedingungen eine erhebliche Zunahme der Aortendurchmesser zu registrieren, erklärbar durch den temporär retrograden Blutfluß aus extrathorakalen Arterien in die intrathorakale Windkesselarteien.

Alle drei hier nachgewiesenen Faktoren, nämlich Abnahme der Ventrikelfüllung, der Ventrikelentleerung sowie des peripheren arteriellen Flusses unter

Tabelle 5.   Effekt des negativen intrathorakalen Druckes auf den externen Durchmesser der intrathorakalen Aorta in anterior-posteriorer (*AP*) sowie Rechts-Links- (*RL*) Achse bei konstantem Lungenvolumen, Die Querschnittsfläche der Aorta wurde aus beiden Durchmessern errechnet, Mittelwerte (± SEM) von 5-8 narkotisierten Hunden, Kontrolle (*Kontr.*) bezieht sich auf die Werte der Parameter im Herzzyklus unmittelbar vor Druckapplikation, Stimulation (*Stim.*) auf solche unter Druckapplikation

| | Zeitpunkt des negativ intrathorakalen Druckes; Endotrachealtubus abgeklemmt | | | | | | | |
| | Systolisch | | Frühdiastolisch | | Mesodiastolisch | | Spätdiastolisch | |
	Kontr.	Stim.	Kontr.	Stim.	Kontr.	Stim.	Kontr.	Stim.
AP-Aortendurchmesser (mm)	15.4±0.7	16,0±0,7*	15,2±0,9	15,8±0,9*	14,9±0,9	15,5±0,9*	14,7±0,9	15,4±0,9*
RL-Aortendurchmesser (mm)	15,5±0,8	16,0±0,8*	15,5±0,9	15,9±1,0*	15,1±0,9	15,6±0,9*	14,9±0,9	15,4±0,9*
Aortenquerschnittsfläche (mm^2)	193,0±19	205,0±20*	189,0±23	200,0±24*	180,0±22	193,0±22*	175,0±21	189,0±22*
Minimaler Ösophagusdruck (mmHg)	-0,5±0,4	-24,6±2,2*	-0,8±0,7	-21,6±3,1*	-0,8±0,7	-21,5±3,3*	-1,0±0,8	-22,7±3,0*
Q-Zacke - Ösophagusspitzendruck (ms)	-	200,0±7	-	400,0±20	-	518,0±33	-	616,0±29
RR-Interval (ms)	742,0±34	746,0±34	754,0±24	747,0±23	758,0±31	760,0±28	758,0±29	771,0±26

*p<0,05, Varianzanalyse und Scheffé-Test, signifikant unterschiedlich zum Kontrollherzzyklus.

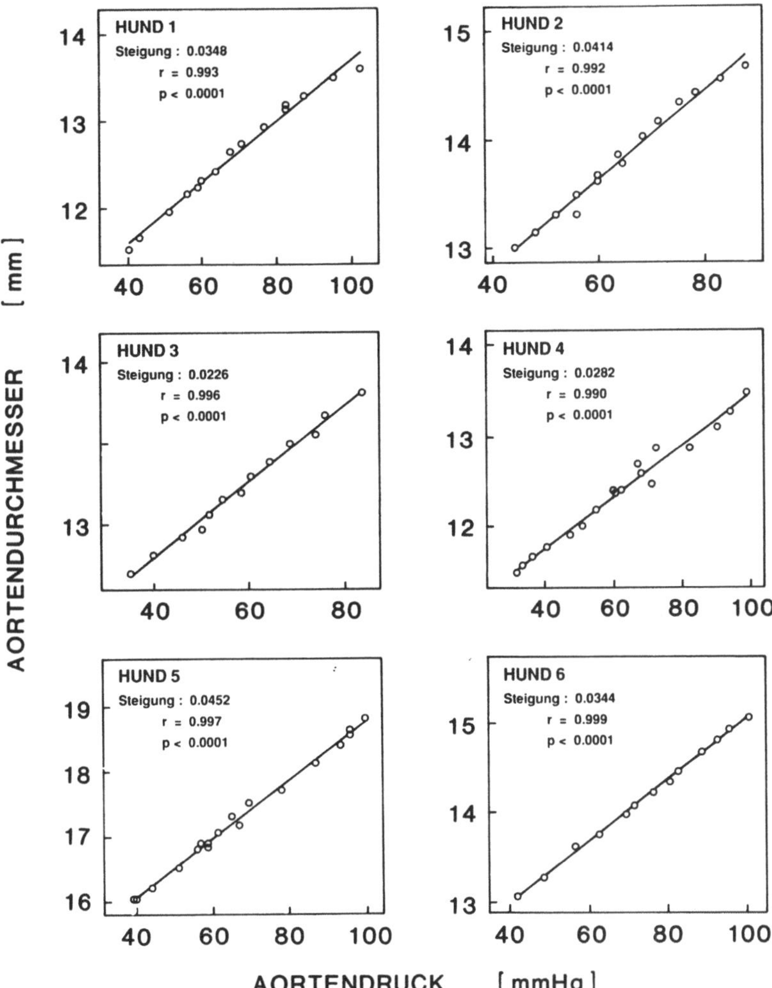

Abb. 15 Beziehung zwischen intraluminalem Aortendruck und enddiastolischem Aortendurchmesser (AP) bei sechs narkotisierten Hunden. Die Meßpunkte wurden gewonnen, indem mittels plötzlicher Okklusion der Vena cava inferior der Blutdruck über ca. 15 Sekunden abgesenkt wurde.
Die Druck-Durchmesser-Beziehung ist über den gesamten Meßbereich linear. Da die Meßwerte während Apnoe erhoben wurden, handelt es sich dabei um transmurale Änderungen des Aortendrucks. Die Kurven zeigen im Mittel eine Steigung von 30 mm/mmHg. Veränderungen um den gleichen Betrag wurden beobachtet, wenn der Aortendurchmesser durch Variation des intrathorakalen Druckes manipuliert wurde. Änderungen des intrathorakalen Druckes werden also in toto auf die Aorta übertragen und führen zu einer Dehnung der Aorta.

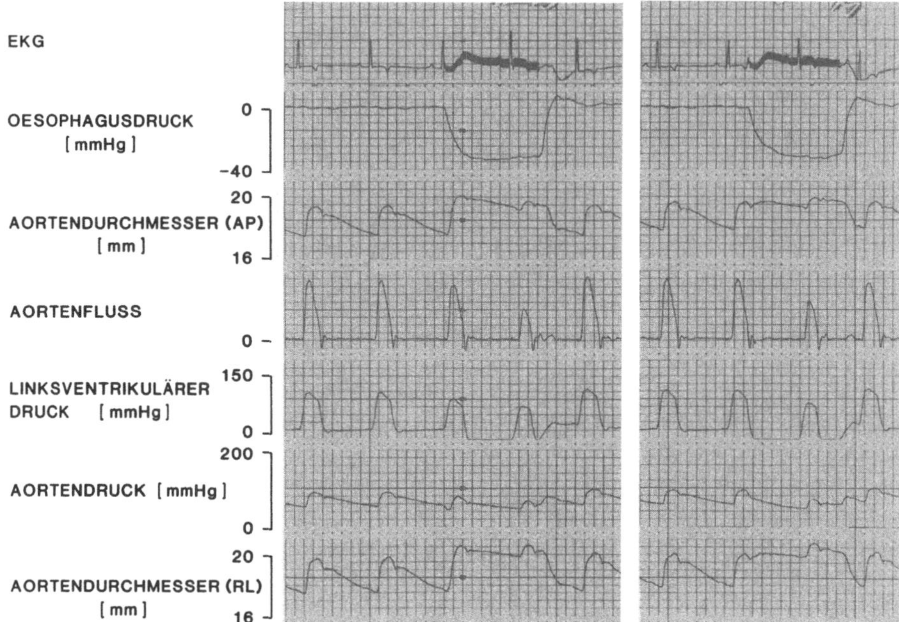

Abb. 16 Wirkung eines längeren (1 Sekunde) negativen Druckpulses bei konstantem Lungenvolumen, beginnend entweder in der Systole (links) bzw. in der Diastole (rechts). Originalregistrierung (Papiervorschub: 50 mm/s) aus einem Versuch an einem narkotisierten Hund.

Mit Abfall des negativ intrathorakalen Druckes in der Systole zeigt sich eine zwar geringe, aber deutliche Abnahme des Schlagvolumens, bedingt allein durch Verminderung der Ventrikelentleerung. Bei in der Diastole beginnender Druckapplikation kommt es zu einer erheblich stärker ausgeprägten Schlagvolumenabnahme, bedingt vermutlich im wesentlichen durch Abnahme der linksventrikulären Füllung. Trotz des abnehmenden Blutauswurfes aus dem linken Ventrikel in die Aorta ist unter beiden Bedingungen eine erhebliche Zunahme der Aortendurchmesser zu registrieren, erklärbar durch den temporär retrograden Blutfluß aus extrathorakalen Arterien in die intrathorakale Aorta.

Alle drei hier nachgewiesenen Faktoren, nämlich Abnahme der Ventrikelfüllung, der Ventrikelentleerung, sowie des peripheren Flusses bei Blutspeicherung in der Aorta ergänzen sich gleichsinnig im Hinblick auf die Abschwächung des peripheren Pulses bei negativ intrathorakalem Druck.

Blutspeicherung in den intrathorakalen Windkesselarterien ergänzen sich gleichsinnig im Hinblick auf die Abschwächung des peripheren Pulses bei negativ intrathorakalem Druck.

3.4 Effekte der Atmung gegen inspiratorische Strömungswiderstände auf die systemische und coronare Zirkulation

Die Abnahme des linksventrikulären Ausstromes nach Einwirkung des negativen Druckes in Diastole bzw. Systole und bei weitgehendem Ausschluß reflektorischer Kreislaufeinflüsse bedeutet nicht notwendigerweise, daß gleiche Effekte auch bei Einwirkung des negativen Druckes über längere Zeit auftreten, wie sich auch bei den Versuchen an chronisch instrumentierten Hunden zeigte.

Hier kam es nach Beendigung der Beatmung und Aufnahme der Spontanatmung mit bzw. ohne inspiratorischen Strömungswiderstand zu einer progredienten Abnahme des intrathorakalen Druckes, wobei sich ein neues Gleichgewicht erst innerhalb von einigen Minuten einstellte. Dabei unterschieden sich die Werte der Variablen nach fünf- bzw. zehnminütiger Spontanatmung kaum noch voneinander, so daß nachstehend nur die Werte nach jeweils zehnminütiger Spontanatmung berichtet werden.

Während das linksventrikuläre Schlagvolumen bei den auf einzelne Herzzyklen beschränkten negativ intrathorakalen Druckschwankungen abnahm, zeigte das Schlagvolumen bei länger andauerndem negativ intrathorakalem Druck unter Atmung gegen inspiratorische Strömungswiderstände keine gerichteten Änderungen (Tab. 6). Da die Herzfrequenz zunahm, stieg das Herzminutenvolumen bei unverändertem Schlagvolumen im Vergleich zur maschinellen Beatmung sogar an (Abb. 17).

Der Übergang von maschineller auf spontane Atmung gegen inspiratorische Strömungswiderstände ging einher mit einer signifikanten Zunahme des Circumflexaflusses um bis zu 60%. Diese Flußzunahme war ganz überwiegend bedingt durch eine erhebliche und signifikante Erniedrigung des Coronarwiderstands (Abb. 17). Obwohl es nämlich bei Spontanatmung ohne eingeschalteten Widerstand sowie bei Atmung gegen einen mäßig hohen Widerstand zu einem geringfügigen Anstieg des coronaren Perfusionsdruckes um 6 bzw. 8% kam, kann die beobachtete Erhöhung des Coronarflusses damit quantitativ nicht erklärt werden, zumal der coronare Perfusionsdruck gerade bei hohem Atemwiderstand sogar abfiel. Diese Effekte auf die Coronarzirkulation waren begleitet von einer ausgeprägten Kreislaufstimulation mit jeweils signifikanter Zunahme des Produktes aus Herzfrequenz und arteriellem transmuralen Mitteldruck, einem Index des myokardialen Sauerstoffverbrauches, um bis zu 60% (Abb. 17), sowie von einer Steigerung des Herzminutenvolumens. Die Zunahme des Frequenz-Druck Produktes beruhte wiederum überwiegend auf einer jeweils signifikanten Erhöhung der Herzfrequenz. Die Veränderungen waren um so ausgeprägter, je höher der inspiratorische Atemwiderstand.

Der bei zwei Tieren direkt gemessene regionale myokardiale Sauerstoffverbrauch stieg unter Atmung gegen den hohen Widerstand um durchschnittlich 63%, der Circumflexa-Fluß um 84% an, wobei allerdings eine erhebliche Streuung der Werte beobachtet wurde.

Mit zunehmendem inspiratorischen Widerstand kam es zu einem Abfall des mittleren und inspiratorischen intrathorakalen Druckes, sowie zu einem Anstieg der arteriellen Kohlendioxidspannung (Tab. 6). Angemerkt sei, daß die fraktionelle systolische Wandverdickung bei hohem Atemwiderstand um 4 bzw. 9% abnahm, bedingt durch Abnahme der systolischen Verdickung und zwar sowohl im Vorder-

Tabelle 6. Kreislaufeffekte bei Spontanatmung bzw. Atmung gegen unterschiedliche inspiratorische Strömungswiderstände im Vergleich zur unmittelbar vorausgehenden maschinellen Beatmung (Kontrolle, *Kontr.*). Mittelwerte (± SEM) von 6 chronisch instrumentierten narkotisierten Hunden (Schlagvolumen- und Herzminutenvolumenwerte von 5 Hunden). Die Widerstände (R) wurden dabei in randomisierter Reihenfolge für jeweils 10 min in den Inspirationsschenkel des Atemsystems eingeschaltet

	Kreislaufeffekte bei Spontanatmung gegen inspiratorische Strömungswiderstände					
	Kontr.	Kein R	Kontr.	Mäßiger R	Kontr.	Hoher R
Circumflexafluß (ml/min)	24,1±1,9	28,9±2,4*	25,7±3,1	33,5±2,8*	25,5±2,9	41,2±4*
Enddiastolischer Koronarwiderstand (mmHg/ml/s)	242,0±23	198,0±18*	227,0±31	176,0±23*	237,0±29	135,0±27*
Enddiastolischer koronarer Perfusionsdruck (mmHg)	90,0±5	95,0±5*	90,0±6	97,0±7	91,0±8	88,0±10
Herzfrequenz · transmuraler Aortendruck (mmHg/min)	8163,0±690	9937,0±1088*	9179,0±1367	11562,0±1100*	8879,0±1600	13000,0±1445*
Herzminutenvolumen (ml/min)	1814,0±154	2035,0±189*	1974,0±226	2139,0±168	1858,0±198	2473,0±223*
Linksventrikuläres Schlagvolumen (ml)	26,6±2,1	25,1±2,1	26,0±2,5	25,0±2,3	26,2±2,7	25,3±2,6
Herzfrequenz (Schläge/min)	67,0±5	80,0±8*	76,0±10	90,0±7*	71,0±9	103,0±7*
Transmuraler mittlerer Aortendruck (mmHg)	121,0±4	124,0±4	121,0±5	129,0±6	122,0±6	126,0±9
Arterieller CO2-Partialdruck (mmHg)	35,2±2,3	37,7±2*	37,4±1,3	45,8±1,5*	36,6±1,8	59,5±4*
Endinspiratorischer Ösophagusdruck (mmHg)	-	-5,4±0,2	-	-21,8±3,3	-	-38,4±4
Mittlerer Ösophagusdruck (mmHg)	0,6±0,3	-2,2±0,5*	0,3±0,3	-5,4±0,7*	0,3±0,2	-11,8±1,5*

*$p<0.05$, signifikant unterschiedlich zur Kontrolle, Varianzanalyse und Scheffé-Test.

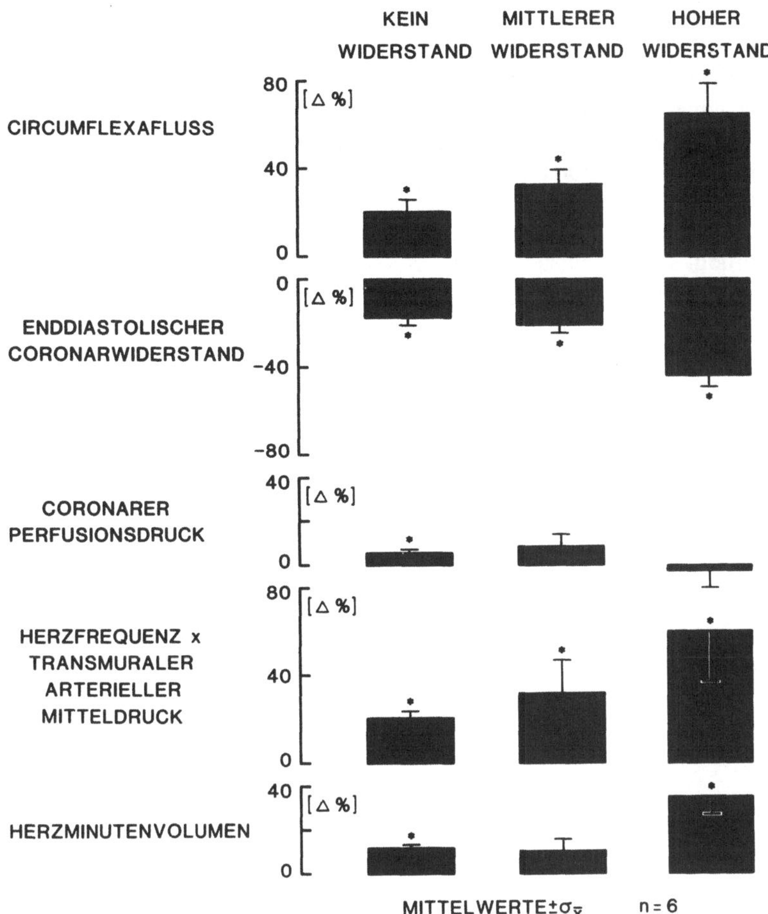

Abb. 17 Effekte der Spontanatmung ohne eingeschalteten Widerstand (kein Widerstand, links) sowie der Spontanatmung gegen einen mittelhohen (3 oder 4 mm Querschnitt, Mitte) bzw. hohen (2.5 mm Querschnitt, rechts) inspiratorischen Strömungswiderstand. Änderungen der Werte der Variablen nach zehnminütiger Atmung im Vergleich zur maschinellen Beatmung. Mittelwerte (± Standardabweichung des Mittelwertes) von 6 chronisch instrumentieren narkotisierten Hunden.

Mit Übergang auf Spontanatmung kam es unter zunehmendem Atemwiderstand zu einem Anstieg des Coronarflusses um bis zu 60%, bedingt im wesentlichen durch Coronardilatation. Der coronare Perfusionsdruck zeigte nur geringe Veränderungen. Da das Produkt aus Herzfrequenz und arteriellem transmuralen Mitteldruck, ein Index für den linksventrikulären Sauerstoffverbrauch, jeweils signifikant und parallel mit dem Coronarfluß anstieg, ist die Ursache dieser Veränderungen in einem Anstieg des linksventrikulären Sauerstoffverbrauches zu sehen. Eine Beanspruchung der Atempumpe durch Atmung gegen inspiratorische Strömungswiderstände zieht also auch eine kardiale Beanspruchung und Coronardilatation nach sich.

wie auch im Hinterwandbereich des Herzens. Trotz Zunahme der Herzfrequenz ergab sich keine gerichtete Änderung der enddiastolischen Wanddicke.

Mit Belastung der Atempumpe nach Übergang von maschineller Beatmung auf Spontanatmung gegen inspiratorische Strömungshindernisse kam es also zu einem Anstieg des Coronarflusses, einer Coronardilatation, sowie zu einer Kreislaufstimulation mit Zunahme des Produktes aus Herzfrequenz und arteriellem transmuralem Mitteldruck. Eine Zunahme des regionalen linksventrikulären Sauerstoffverbrauches konnte durch direkte Messung bei zwei Tieren gesichert werden. Im Gegensatz zu den kreislaufmechanischen Effekten des auf einzelne Herzzyklen beschränkten negativ intrathorakalen Druckes mit Abnahme des linksventrikulären Ausstroms, stieg der systemische Blutfluß bei negativem Druck unter länger anhaltender Atmung gegen inspiratorische Strömungswiderstände an.

4 Diskussion

4.1 Interpretation der Ergebnisse

4.1.1 Kardiale Effekte des negativ intrathorakalen Druckes in der Diastole

Ein negativer Druckpuls in der Diastole führte bei konstantem Lungenvolumen zu einer unmittelbaren, erheblichen und statistisch signifikanten Reduktion des linksventrikulären Einstromvolumens um nahezu 40% und damit zu einer Verminderung der enddiastolischen Ventrikelfüllung. Als Folge dieser Füllungsverminderung kam es zu einer Abnahme des unmittelbar nachfolgenden Schlagvolumens um durchschnittlich 31%. Auch unter den Bedingungen einer langsameren Herzfrequenz, einem geringeren Anteil des negativ intrathorakalen Druckes an der Diastolenzeit und geringeren linksventrikulären Füllungsdrucken in der ersten Versuchsserie fiel das Schlagvolumen nach diastolischer Einwirkung des negativen Druckpulses um bis zu 16% signifikant ab.

Ein negativ intrathorakaler Druck kann also das Schlagvolumen allein durch Verminderung der linksventrikulären Füllung reduzieren. Eine gleichzeitige Zunahme des Lungenvolumens ist keine notwendige Bedingung für dieses Ergebnis.

Da im Vergleich zum jeweiligen Kontrollherzzyklus unter negativ intrathorakalem Druck in der Diastole weniger Blut in den linken Ventrikel floß, wurde folglich stromaufwärts der Mitralklappe mehr Blut gespeichert. Welcher Mechanismus nun wiederum für diese Speicherung verantwortlich war, kann aus den eigenen Ergebnissen nicht definitiv geklärt werden.

Vorstellbar ist einerseits, daß es bei negativem Druck im Thorax deshalb zu einer Blutspeicherung stromaufwärts der Mitralklappe kommt, weil Lungengefäße und linker Vorhof dehnbarer sind als der dickwandige linke Ventrikel. Unter der Voraussetzung, daß der Umgebungsdruck um den linken Ventrikel bzw. um den linken Vorhof und die Lungengefäße bei negativem Druckpuls um den gleichen Betrag abnimmt, würde sich dann für die gleiche intravasale Druckänderung weniger Blut im linken Ventrikel und mehr Blut stromaufwärts der Mitralklappe ansammeln. Diese Hypothese ist auch vereinbar mit dem Befund, daß die Abnahme des Schlagvolumens und vermutlich auch der enddiastolischen Füllung um so ausgeprägter ist, je später der negative Druckpuls in die Diastole einfällt, je weniger Zeit also für eine kompensatorische Füllungszunahme nach Rückkehr des intrathorakalen Druckes auf Kontrollwerte bis zum enddiastolischen Schluß der Mitralklappe zur Verfügung steht.

Eine primäre Speicherung von Blut stromaufwärts der Mitralklappe durch unterschiedliche Dehnbarkeit von Ventrikel, Vorhof und pulmonalen Gefäßen allein erklärt allerdings nicht, warum es trotz erheblicher Abnahme der Ventrikelfüllung durch diastolischen intrathorakalen Druck am Ende der Diastole zu einem signifikanten Anstieg des linken Ventrikeldruckes sowohl relativ zum Barometerdruck als auch relativ zum (intrathorakalem extraperikardialem) Oesophagusdruck kam. Eine primäre Speicherung von Blut in der Lungenstrombahn mit sekundärer Abnahme von pulmonalvenösem Rückstrom und Mitralfluß hätte eher eine Abnahme des enddiastolischen linksventrikulären Druckes erwarten lassen.

Eine alternative Erklärung für die Abnahme des Mitralflusses und der Ventrikelfüllung bei negativem intrathorakalem Druck ist andererseits, daß der den linken Ventrikel umgebende Druck infolge Volumenzunahme des rechten Herzens weniger stark abfällt, als der intrathorakale bzw. der Umgebungsdruck von linkem Vorhof und/oder Lungengefäßen. Die Speicherung von Blut stromaufwärts der Mitralklappe wäre damit lediglich Folge nicht aber primäre Ursache der verminderten Ventrikelfüllung. In diesem Zusammenhang sind mehrere Beobachtungen von Bedeutung.

Erstens kam es trotz erheblicher Abnahme des linksventrikulären Einstroms nicht zu einem Abfall des enddiastolischen Füllungsdruckes des linken Ventrikels und linken Vorhofs. Der Druck im Ventrikel stieg vielmehr sowohl relativ zum Barometerdruck als auch relativ zum Oesophagusdruck signifikant an. Dies impliziert eine Abnahme des Verhältnisses zwischen enddiastolischem linksventrikulären Volumen und Druck im Sinn einer verminderten Dehnbarkeit des linken Ventrikels bzw. der den Ventrikel umgebenden elastischen Strukturen (Übersicht: Gilbert et al., 1989). Da eine Änderung der myokardialen Dehnbarkeit innerhalb einer einzigen Diastole unwahrscheinlich ist, bedeutet die Abnahme des enddiastolischen Volumen-Druck Quotienten vermutlich eine Zunahme von auf die Ventrikeloberfläche (Septum und/oder freie Wand) einwirkenden Kräften. Zweitens kam es unter Einwirkung des negativen Druckpulses zu einer Umkehr der normalen Druckdifferenz zwischen linkem und rechtem Vorhof, so daß im Mittel der enddiastolische Druck im rechten Vorhof höher als im linken Vorhof war.

Diese Beobachtungen sind nicht beweisend, jedoch vereinbar damit, daß die Füllungsbehinderung des linken Herzens durch Volumenzunahme des rechten Herzens, d.h. durch ventrikuläre Interdependenz, vermittelt wurde. Dieser Mechanismus kann wiederum bedingt sein durch Linksverschiebung des interventrikulären Septums (Brinker et al., 1980, Little et al., 1984) und / oder durch Erhöhung des regionalen intraperikardialen Druckes über der freien Wand des linken Ventrikels (Smiseth et al., 1987).

Die Annahme einer Füllungszunahme des rechten Herzens nach negativem Druckpuls wird in den eigenen Untersuchungen gestützt durch die erhebliche und signifikante Zunahme des enddiastolischen rechten Vorhofdruckes um durchschnittlich 5.3 mmHg. Dieser Befund ist mit einer durch erhöhten venösen Rückstrom bedingten Zunahme des Volumens des rechten Herzens vereinbar (Brecher et al., 1953, Lloyd, 1983 a und b, Moreno et al., 1967). Frühere Untersuchungen stützen ebenfalls die Überlegungen zur Rolle der ventrikulären Interdependenz bei negativ intrathorakalem Druck. So wurde beim Menschen im Rahmen eines sog. Müller-Maneuvers, einem Inspirationsversuch bei geschlossener Glottis, eine Zunahme des rechtsventrikulären Durchmessers mit Linksverschiebung des interventrikulären Septums im Echokardiogramm beschrieben (Brinker et al., 1980). Bei narkotisierten Hunden mit konstant gehaltenem pulmonalarteriellem Einstrom verdoppelte sich der Abfall des linksventrikulären Schlagvolumens bei Verminderung des intrathorakalen Druckes, wenn das rechte Herz bei Abnahme des intrathorakalen Druckes an Volumen zunehmen konnte (Robotham et al., 1979).

Im Rahmen der eigenen Ergebnisse kann nicht entschieden werden, ob die bei negativ intrathoralem Druck nachgewiesene Füllungsabnahme des linken Ventrikels auf ventrikulärer Interdependenz beruht oder ob die implizite Abnahme des Volumen-Druck Quotienten und das unterschiedliche Verhalten der Vorhofdrucke lediglich Begleitphänomene darstellen, die mit der Füllungsabnahme nicht kausal verknüpft sind.

Ein Argument für ventrikuläre Interdependenz als Ursache der Abnahme des Mitralflusses ist jedoch, daß ein negativer Druckpuls nach Entfernung des Perikards nicht mehr zu einer wesentlichen Abnahme des Mitralflusses führte. Wäre nämlich allein eine primäre Blutumverteilung in die stärker dehnbaren vaskulären Strukturen stromaufwärts der Mitralklappe Ursache für die Füllungsabnahme des linken Ventrikels, so ist nicht einzusehen, warum sich dies nach Perikardentfernung ändern sollte.

Der Befund, daß die Schlagvolumen- und wohl auch die enddiastolische Füllungsabnahme um so ausgeprägter waren, je später der negative Druckpuls in die Diastole einfiel, ist auch mit ventrikulärer Interdependenz vereinbar. Vorstellbar ist nämlich, daß ein frühdiastolischer negativer Druckpuls den Mitralfluß durch Steigerung des Volumen des rechten Herzens zwar frühdiastolisch kurzfristig vermindert, sich aber bei Rückkehr des intrathorakalen Druckes auf Kontrollwerte im weiteren Verlauf der Diastole die Füllungen von rechtem Herz und linkem Ventrikel wiederausgleichen. Bei spätdiastolischem negativen Druckpuls könnte sich dagegen der vermutlich bereits weitgehend erfolgten Füllung des rechten Herzens ein zusätzlicher Einstrom aufsetzen, so daß spätdiastolisch das Volumen des rechten Herzens größer ist als während des Kontrollschlages und damit möglicherweise auch der linksventrikuläre Einstrom stärker behindert.

Mehrere Untersucher haben betont, daß dem Perikard eine wichtige Rolle bei der Lage und Steilheit der linksventrikulären Volumen-Druck bzw. Dimensions-Druck Beziehung zukommt (Assanelli et al., 1987, Janicki et al., 1980, Jünemann et al., 1987, Refsum et al., 1981) und eine Entfernung des Perikards zu einer erheblichen Änderung dieser Beziehung führt (Misbach et al., 1979, Shirato et al., 1977, Spadaro et al., 1981). In vitro Versuche an exzidierten Hundeherzen haben gezeigt, daß jede Volumenänderung in einer der vier Herzkammern bei intaktem Perikard mit einer Veränderung der Volumen-Druck Relation in den anderen drei Kammern im Sinn einer verminderten Dehnbarkeit einhergeht (Maruyama et al., 1982). Nach Entfernung des Perikards verändert sich dagegen die linksventrikuläre Volumen-Druck Beziehung an isolierten perfundierten Hundeherzen erst bei extremen Zunahmen des rechtsventrikulären Druckes auf Werte über 20 mmHg (Spadaro et al., 1981). All diese Ergebnisse sind damit vereinbar, daß dem Perikard zumindest bei großem Herzvolumen eine ursächliche Rolle bei der Füllungsabnahme unter negativ intrathorakalem Druck zukommt. Die Rolle des Perikards bei der Schlagvolumenabnahme bei negativ intrathorakalem Druck wird schließlich unterstrichen durch die Beobachtung, daß die inspiratorische Abnahme des Aortenflusses bei zwei Probanden mit offenem Perikard (Zustand nach operativer

Perikardentfernung) geringer war als bei Personen mit intaktem Perikard (Guz et al., 1987).

Die Abnahme des Mitralflusses unter negativ intrathorakalem Druck war nicht an eine Expansion der Lunge geknüpft. Entsprechend kann weder eine Blutspeicherung in den alveolären Gefäßen bei Lungenblähung (Brower et al., 1985) noch eine lokale Kompression des Herzens durch Zunahme des Lungenvolumens (Wallis et al., 1983, Lloyd, 1982 a, 1982 b) für sich allein genommen den Schlagvolumenabfall erklären. Auch eine Erhöhung des intraabdominellen Druckes war für die Mitralfluß- und Aortenflußabnahme nicht erforderlich.

Negative Druckpulse führten bei variablem Lungenvolumen ebenfalls zu einer erheblichen Abnahme des mitralen Einstromvolumens. Von Interesse war, daß sich unter diesen Bedingungen trotz einer geringeren intrathorakalen Druckamplitude die Abnahme des Einstromvolumens und des nachfolgenden Schlagvolumens nicht signifikant von der bei konstantem Lungenvolumen und größerer Druckamplitude unterschied. Dies könnte entweder bedeuten, daß ein stärkerer Abfall des intrathorakalen Druckes nicht notwendigerweise auch zu einer stärkeren Verringerung des linksventrikulären Einstromes führt, z.B. wegen auftretender Flußlimitierungen, oder, daß unter den Bedingungen eines zunehmenden Lungenvolumens und Tiefertreten des Zwerchfells neben dem Abfall des intrathorakalen Druckes noch weitere, im Rahmen der eigenen Versuche nicht kontrollierte Mechanismen eine Rolle spielen. Denkbar sind eine Füllungseinschränkung des linken Ventrikels durch direkte Kompression des linken Ventrikels bei Zunahme des Lungenvolumens (Wallis et al., 1983, Lloyd, 1982 a, 1982 b) und / oder eine Erhöhung des intraabdominellen Druckes bei tiefertretendem Zwerchfell. Insbesondere bei hohem Blutvolumen könnte eine intraabdominelle Druckerhöhung zusätzlich Blut aus den intraabdominellen in die intrathorakalen Venen und das rechte Herz translozieren (Lloyd, 1983 b) und dadurch wiederum den Mechanismus der Interdependenz verstärken. Die eigenen Versuchsprogramme erlauben jedoch nicht, diese Hypothesen zu prüfen.

Zusammenfassend kommt es also bei negativ intrathorakalem Druck in der Diastole zu einer Einschränkung der linksventrikulären Füllung, gefolgt von einer Abnahme des Schlagvolumens. Eine Zunahme des Lungenvolumens ist keine notwendige Bedingung für diesen Effekt. Offen bleibt, ob die Blutspeicherung stromaufwärts der Mitralklappe in der unterschiedlichen Dehnbarkeit von Lungengefäßen und linkem Vorhof einerseits und dem dickwandigen linken Ventrikel andererseits beruht, und / oder durch Volumenzunahme des rechten Herzens bedingt ist, d.h. durch ventrikuläre Interdependenz.

4.1.2 Kardiale Effekte des negativ intrathorakalen Druckes in der Systole

Eine auf die Systole beschränkte Abnahme des intrathorakalen Druckes verursachte ebenfalls eine signifikante Abnahme des linksventrikulären Schlagvolumens um bis zu 13%. Dieses Ergebnis ergab sich, obwohl das linksventrikuläre Einstromvolumen, der linksventrikuläre enddiastolische Druck, der rechts- bzw. der linksatriale Druck, die Herzfrequenz und auch das Lungenvolumen vor Einwirkung des negativen Druckpulses für mehrere Herzzyklen konstant waren.

Danach führt ein negativ intrathorakaler Druck trotz unveränderter Vorlast zu einer Schlagvolumenabnahme. Dies impliziert eine verminderte Ventrikelentleerung mit Zunahme des endsystolischen Ventrikelvolumens. Entsprechend den klassischen mechanischen Determinanten der Myokardfunktion kann dies durch eine Zunahme der Nachlast oder durch eine verminderte Kontraktilität bedingt sein. Eine eindeutige Differenzierung unter den beschriebenen Versuchsbedingungen ist nicht möglich.

Die Abnahme des Schlagvolumens bei negativ intrathorakalem Druck noch in der gleichen Systole ist vereinbar mit der in der Literatur aufgestellten Hypothese, daß ein Abfall des den linken Ventrikel umgebenden Druckes einer Erhöhung der Nachlast aequivalent ist (Schrijen et al., 1975, Summer et al., 1979, Permutt et al., 1985, Karam et al., 1987, Hausknecht et al., 1988). Dabei wird argumentiert, daß der intrathorakal gelegene linke Ventrikel bei negativem Umgebungsdruck relativ zum extrathorakalem Gefäßgebiet eine größere Druckdifferenz überwinden muß, um ein gegebenes Schlagvolumen aus dem Thorax in die nicht dem negativen Umgebungsdruck unterliegenden extrathorakalen Gefäße zu befördern. Anders ausgedrückt: eine Erniedrigung des Druckes um den linken Ventrikel bei konstantem Aortendruck hat den gleichen Effekt wie eine Anhebung des Aortendruckes um den gleichen Betrag bei konstantem periventrikulärem Druck. Ebenso wird argumentiert, daß es bei einem Abfall des periventrikulären Druckes zu einer Zunahme der systolischen ventrikulären Wandspannung und damit der ventrikulären Nachlast kommen müßte (Summer et al., 1979, Karam et al., 1987). Direkte Messungen der Nachlast bei negativ intrathorakalem Druck, sei es im Sinn der systolischen Wandspannung (Yin, 1981) oder der arteriellen Impedanz (Milnor, 1975, Latham et al., 1988), liegen jedoch in der Literatur bisher nicht vor.

Der linksventrikuläre systolische Druck fiel unter negativ intrathorakalem Druck in geringerem Maß ab als der Oesophagusdruck. Diese signifikante Zunahme des transmuralen systolischen Ventrikeldruckes bei abnehmendem Schlagvolumen ist ebenfalls mit einer Nachlasterhöhung vereinbar. Hier ergibt sich auch eine gewisse Analogie zu Experimenten, in denen bei diastolischer Erhöhung des intraluminalen Aortendruckes ein sofortiger Abfall des Schlagvolumens in der unmittelbar nachfolgenden Ejektion beobachtet wurde (Wilcken et al., 1964). Schließlich konnte bei statischer Abnahme des intrathorakalen Druckes unter konstantem pulmonalarteriellen Einstrom, konstanter Herzfrequenz und Blockade des autonomen Nervensystems eine Zunahme des endsystolischen Ventrikelvolumens nachgewiesen werden, ein Befund, der als Zeichen einer Nachlastzunahme interpretiert wurde (Hausknecht et al., 1988).

Eine reflektorische Verminderung der Kontraktilität als Ursache der Schlagvolumenabnahme bei negativ intrathorakalem Druck in der Systole ist unwahrscheinlich. Negativer Druckpuls und Bewertung des experimentellen Effektes in der Systole waren nämlich auf einen Zeitraum von nur 230 ms beschränkt, d.h. auf die Zeit zwischen isovolumetrischer Ventrikelkontraktion und Aortenklappenschluß. Diese Zeitspanne liegt unterhalb des Intervalls, das für eine Aktivierung von Lungendehnungsreflexen (Ashton, 1985) bzw. von Reflexen auf Herz (Dong et al., 1970, Levy et al., 1970, Malliani et al., 1972, Hill-Smith et al., 1978) oder periphere Zirkulation (Kirchheim, 1974, Fitzgerald et al., 1981) erforderlich ist. Schließlich wird die kontraktile Myokardfunktion zumindest in vitro durch den Absolutwert des periventrikulären Druckes nicht beeinträchtigt. An isolierten, in eine luftdichte Kammer eingeschlossenen linken Ventrikeln mit entferntem Perikard und bei eröffnetem rechten Ventrikel verändert ein negativ "intrathorakaler" Druck nämlich nicht die Steigung der endsystolischen <u>transmuralen</u> (Ventrikel- minus Kammerdruck) Druck-Volumen-Beziehung (Midei et al., 1987), ein Maß der Kontraktilität (Suga et al., 1974). In vivo kann eine solche Beziehung bei sich änderndem intrathorakalen Druck allerdings kaum definiert werden, da Drucke im Perikard und rechtem Ventrikel je nach intraperikardialem Gesamtvolumen unterschiedlich sein können (Shabetai, 1988, Refsum et al., 1981, Smiseth et al., 1985, 1987) und sich daher kein einheitlicher periventrikulärer Druck definieren läßt (vgl. auch 4.2.1.).

Zusammenfassend führt jedenfalls ein negativ intrathorakaler Druckpuls in der Systole mit und ohne Änderungen des Lungenvolumens zu einer Abnahme des linksventrikulären Schlagvolumens und zwar unabhängig von der Vorlast.

4.1.3 Wirkung des negativ intrathorakalen Druckes auf den Blutfluß aus intrathorakalen Windkesselarterien in extrathorakale Arterien und den Durchmesser der intrathorakalen Aorta

Negativ intrathorakaler Druck führte unabhängig von den beschriebenen kardialen Effekten unter Blutspeicherung in der intrathorakalen Aorta zu einer Verminderung des Blutflusses aus der intrathorakalen Aorta in die extrathorakalen peripheren Arterien. Die Abnahme des peripheren Flusses beruht also zum Teil auch darauf, daß die Aorta und, vermutlich, das gesamte intrathorakale arterielle Gefäßkompartiment ein elastischer Speicher ist, dessen Füllung auch vom intrathorakalen Druck beeinflußt wird.

Um unterschiedliche Änderungen der Aortendurchmesser durch lokale Druckeinwirkung (Bewegung von Rippen, Zwerchfell oder Lunge) auszuschließen, wurde der Aortendurchmesser in zwei Achsen bestimmt, wobei die unter Kontrollbedingungen registrierten phasischen Aortendurchmessersignale mit denen früherer Untersuchungen identisch waren (Pagani et al., 1978). In beiden Achsen kam es unter negativ intrathorakalem Druck zu einer signifikanten Durchmesserzunahme und damit auch zu einem Anstieg der aortalen Querschnittsfläche. Für die Zunahme der Aortendurchmesser war die Abnahme des intrathorakalen Druckes kausal verantwortlich, nicht aber ein Tiefertreten des Zwerchfells, eine Einengung der Aorta bei Passage durch das kontrahierende Zwerchfell oder ein Anstieg des intraabdominellen Druckes. Eine Zunahme der Aortendurchmesser war nämlich auch nach Zwerchfellkontraktion bei weit eröffnetem Abdomen, nicht aber bei eröffnetem Thorax nachzuweisbar. Die Abnahme des intrathorakalen Druckes induzierte dabei quantitativ identische Zunahmen der Aortendurchmesser, wie eine Erhöhung des intraluminalen Aortendruckes um den gleichen Betrag. Schwankungen des intrathorakalen Druckes werden also in vollem Umfang auf die Aorta übertragen.

Die Retention von Blut im intrathorakalen arteriellen Gefäßsystem und dementsprechend die Abnahme des peripheren arteriellen Flusses sind quantitativ nicht unbeträchtlich. Ausgehend von einem mittleren intrathorakalen Aortendurchmesser von 15 mm, einer intrathorakalen Aortenlänge von 30 cm, einer Zunahme des Aortenquerschnitts um 8% (intrathorakale Druckabnahme: 22 mmHg) und konstanter Aortenlänge, ergibt eine konservative Schätzung eine Blutretention von über 4 ml, d.h. von mehr als 15% eines normalen Schlagvolumens. Dabei ist eine Blutspeicherung in kleineren Gefäßen noch nicht berücksichtigt. Die Wirkung des negativen intrathorakalen Druckes auf die intrathorakalen Windkesselarterien bewegt sich also im Hinblick auf die periphere Flußabnahme in der gleichen Größenordnung wie die Effekte auf das Herz. Da die Blutspeicherung in der Aorta eine Funktion des transmuralen Drucks ist, sind mit stärkerem Abfall des intrathorakalen Druckes auch größere Wirkungen auf den peripheren Puls zu erwarten.

Ein negativ intrathorakaler Druck führte nicht nur zu einer Abnahme des antegraden Blutflusses aus den intrathorakalen Windkesselgefäßen in die extrathorakalen Verteilerarterien. Bei negativ intrathorakalem Druckpuls in der Spätdiastole, d.h. unter den Bedingungen eines geringen antegraden arteriellen Flusses in den zentralen Arterien, kam es vielmehr sogar zu einem retrograden Blutfluß aus den extrathorakalen Arterien in die intrathorakale Aorta. Ein retrograder arterieller Fluß mag auf den ersten Blick überraschen, jedoch belegen die gleichsinnigen Veränderungen der Aortendurchmesser, daß es sich nicht um einen Artefakt handelt. Bei negativem Druckpuls nach Aortenklappenschluß nahmen nämlich die Aortendurchmesser über den im jeweils vorausgegangenen Herzzyklus beobachteten Kontrollwert hinaus zu, ein Befund, der nicht allein durch eine Verminderung des antegraden Flusses, sondern nur durch Auftreten eines retrograden Flusses erklärt werden kann.

Offen bleibt, ob ein retrograder Aortenfluß bei stark negativen intrathorakalen Druckschwankungen auch bei spontanen Atembewegungen in vivo auftreten kann. Da die extrathorakale Drainage von Blut aus dem arteriellen ins venöse System entlang des Druckgradienten das arterielle Blutvolumen und den peripheren arteriellen Druck vermindert, kann ein negativ intrathorakaler Druck einen retrograden Fluß nur für kurze Zeit induzieren. Dies ist auch eine wahrscheinliche Erklärung für den steilen Abfall der Aortendurchmesser und den erhöhten antegraden arteriellen Fluß bei Beendigung der Phrenikusstimulation und Rückkehr des intrathorakalen Druckes auf Kontrollwerte.

Ein negativ intrathorakaler Druck führt also unabhängig von kardialen Effekten unter Blutspeicherung in den intrathorakalen Windkesselarterien zu einer Verminderung des arteriellen Ausstroms in die extrathorakalen peripheren Arterien.

4.1.4 Effekte der Atmung gegen inspiratorische Strömungswiderstände auf systemische und coronare Zirkulation

Im Gegensatz zur Schlagvolumenabnahme bei kurzen, auf einzelne Systolen oder Diastolen beschränkten negativ intrathorakalen Drucken, stieg der systemische Blutfluß bei negativem Druck unter länger anhaltender Atmung gegen inspiratorische Strömungswiderstände und weitgehend intakten Kreislaufreflexen an. Dieses Ergebnis hatte seine Ursache in einer offenbar reflektorisch bedingten Tachykardie bei unverändertem linksventrikulären Schlagvolumen, so daß das Herzminutenvolumen bei Abfall des intrathorakalen Druckes im Vergleich zur maschinellen Beatmung zunahm. Bei länger anhaltendem negativen Druck wurden also die bei Anwendung kurzer Druckpulse nachgewiesenen kreislaufmechanischen

Wirkungen des negativ intrathorakalen Druckes auf das Schlagvolumen durch Reflexe überdeckt.

Von Interesse ist der Anstieg des Coronarflusses um bis zu 60%, ganz überwiegend bedingt durch coronare Vasodilatation, nach Wechsel von maschineller Beatmung auf Spontanatmung bzw. Atmung gegen inspiratorische Strömungswiderstände. Eine Zunahme des Perfusionsdruckes kann die Zunahme des Coronarflusses nämlich nicht erklären, da der coronare Perfusionsdruck bei Spontanatmung bzw. Atmung gegen Strömungswiderstände entweder nur geringfügig zunahm bzw., bei hohem inspiratorischen Widerstand, sogar absank.

Zwischen Coronarfluß und linksventrikulärem Sauerstoffverbrauch besteht eine enge Korrelation (Alella et al., 1955). Wahrscheinlicher Mechanismus für die Zunahme des Circumflexaflusses und Abnahme des Coronarwiderstands ist daher eine Erhöhung des myokardialen Sauerstoffverbrauchs. Diese Annahme wird gestützt durch die jeweils signifikante Erhöhung des Produktes aus Herzfrequenz und Aortendruck, einem akzeptierten Index des linksventrikulären Sauerstoffverbrauchs (Gobel et al., 1978, Rooke et al., 1982, Kahles et al., 1989), nach Übergang vom maschineller Beatmung auf Spontanatmung bzw. Atmung gegen inspiratorische Strömungswiderstände. Ein Anstieg des linksventrikulären myokardialen Sauerstoffverbrauchs wurde darüber hinaus in zusätzlichen Versuchen durch direkte Messung belegt. Schließlich zeigen frühere Arbeiten, daß Zunahmen der Herzfrequenz in der beschriebenen Größenordnung zu einer deutlichen Erhöhung des linksventrikulären Sauerstoffverbrauchs führen (Berglund et al., 1958, Braunwald et al., 1958, Laurent et al., 1956, Rooke et al., 1982).

Die Atmung gegen inspiratorische Strömungswiderstände ging mit einem jeweils signifikanten Anstieg der arteriellen CO_2-Spannung einher, und zwar um so ausgeprägter, je höher der Atemwegswiderstand: 2.5 mmHg bei fehlendem, 8 mmHg bei mäßigem und 23 mmHg bei hohem Strömungswiderstand. Daß die beobachtete Coronardilatation und Zunahme des Coronarflusses dabei allein auf einem Anstieg der arteriellen Kohlendioxidspannung beruhte, d.h. unabhängig von einem erhöhten myokardialen Sauerstoffverbrauch war, ist unwahrscheinlich. Bei mit Chloralose narkotisierten, volumenkonstant beatmeten und muskelrelaxierten Hunden kommt es nämlich erst bei Überschreiten einer arteriellen CO_2-Spannung von mehr als 85 mmHg zu einem meßbaren Anstieg des Coronarflusses (van den Bos et al., 1979). Da sich dieser Effekt durch ß-Rezeptorenblockade aufheben ließ, schlossen die Autoren, daß auch einer sehr hohen CO_2-Spannung kein relevanter direkt coronardilatierender Effekt zuzuschreiben ist. Die in den eigenen Versuchen beobachteten Anstiege der CO_2-Spannung hatten demnach per se keine wesentlichen Wirkungen auf den Coronarkreislauf. Daß die bei Anstieg der CO_2-Spannung beschriebene Zunahme des Coronarflusses in vivo vor allem auf Änderungen der Herzarbeit beruht, wird durch mehrere Untersuchungen bestätigt (Kosche et al., 1971, Rooke et al., 1980, van den Bos et al., 1979).

Die Zunahme des Coronarflusses zeigt also vielmehr an, daß eine Belastung der Atempumpe durch Atmung gegen inspiratorische Strömungshindernisse auch zu einer erhöhten kardialen Beanspruchung führt.

Bei Umstellung von mechanischer Beatmung auf spontane Atmung bzw. Atmung gegen inspiratorische Strömungshindernisse kam es jeweils zu einer signifikanten Zunahme der Herzfrequenz, und zwar bei hohem Strömungswiderstand um bis zu 50% der Kontrollwerte. Offen bleibt, welcher Mechanismus für diesen

Herzfrequenzanstieg verantwortlich ist. Bei hohem Widerstand ist der Anstieg der arteriellen CO_2-Spannung eine mögliche Ursache. Denkbar ist aber auch, daß die insbesondere bei Atmung gegen inspiratorische Widerstände mehr Arbeit leistende Atemmuskulatur (Marini et al., 1986, Beydon et al., 1988) zu einer reflektorischen Kreislaufstimulation führt, wie dies für arbeitende Skelettmuskulatur gesichert ist (Rowell et al., 1988). Von Interesse in diesem Zusammenhang sind neuere Befunde, wonach eine elektrische Reizung von Phrenikus-Afferenzen bei Katzen zu einer reflektorischen Entladung efferenter sympathischer Herznerven führt (Szulczyk et al., 1988). Da den sympathischen Herznerven eine mögliche Bedeutung im Hinblick auf eine Coronarkonstriktion in minderdurchbluteten Myokardarealen zugeschrieben wird (Heusch et al., 1985), könnte sich damit auch ein möglicher pathophysiologischer Zusammenhang mit dem Auftreten von EKG-Veränderungen im Sinne einer myokardialen Ischämie bei Entwöhnung von Patienten mit coronarer Herzerkrankung von der maschinellen Beatmung ergeben (Räsänen et al., 1984).

Zusammenfassend führt also eine Belastung der Atempumpe durch inspiratorische Strömungshindernisse unter den untersuchten Bedingungen zu einer Kreislaufstimulation, einer signifikanten Zunahme eines Index des linksventrikulären Sauerstoffverbrauchs, sowie zu coronarer Vasodilatation. Die bei Anwendung kurzer negativer Druckpulse sowohl in der Diastole als auch Systole nachgewiesene Schlagvolumenabnahme ist bei länger anhaltendem negativ intrathorakalen Druckes und bei weitgehend intakten Reflexen nicht nachweisbar.

4.2 Methodische Begrenzungen und mögliche Einschränkungen der Aussagefähigkeit der Ergebnisse

4.2.1 Messung des intrathorakalen Druckes

Der intrathorakale Druck wurde als Druck im Oesophagus gemessen. Dies ist eine zuverlässige, praktisch einfach durchzuführende und häufig angewandte Technik, wobei der mit einem Ballon im Oesophagus gemessene Druck bei Beachtung bestimmter technischer Details Änderungen des pleuralen Druckes exakt wiedergibt (Milic-Emili et al., 1964, Hurewitz et al., 1984). Dies gilt in besonderem Maße unter den Bedingungen eines konstanten Lungenvolumens, d.h. bei negativ intrathorakalem Druck und abgeklemmten Endotrachealtubus, weil sich hier der regionale intrapleurale Druck überall um den gleichen Betrag ändern sollte.

Obwohl frühere Untersucher zur Berechnung transmuraler kardialer Füllungsdrucke auch bei Atemmanövern Änderungen des Oesophagusdruckes herangezogen haben (Santamore et al., 1984) und Änderungen des Druckes im Perikard insbesondere bei geringer Herzfüllung solchen im Oesophagus nahekommen (Parsons et al., 1978, Scharf et al., 1989), muß die Berechnung kardialer Füllungsdrucke mit Hilfe des (extraperikardialen) Oesophagusdruckes mit Zurückhaltung bewertet werden. Die eigenen Untersuchungen zeigen nämlich eindeutig, daß der im Oesophagus gemessene Druck nicht identisch mit dem "periventrikulären" Druck des linken Ventrikels ist, zumindest nicht unter allen Versuchsbedingungen. Der als Differenz von Ventrikel- und Oesophagusdruck berechnete transmurale linksventrikuläre Druck nahm nämlich nach negativem Druck in der Diastole trotz 40%iger Abnahme des linksventrikulären Einstromvolumens erheblich zu und repräsentierte so Veränderungen der linksventrikulären Füllung nicht einmal qualitativ.

Dies erklärt sich wahrscheinlich dadurch, daß die Oberfläche des linken Ventrikels zwar zum Teil dem intraperikardialen Druck ausgesetzt ist, zu ca. einem Drittel aber auch dem intraluminalen Druck des rechten Ventrikels. Nimmt also bei negativ intrathorakalem Druck der diastolische rechtsventrikuläre Druck infolge rechtsventrikulärer Volumenzunahme relativ zum Barometerdruck um einen geringeren Betrag ab als der intraperikardiale Druck über dem linken Ventrikel, so kann ein transmuraler linksventrikulärer Druck durch extraperikardiale Messung des intrathorakalen Druckes nicht abgeschätzt werden. Aus dem gleichen Grund ist es in vivo nicht ohne weiteres möglich, unter den Bedingungen sich ändernder intrathorakaler Drucke eine linksventrikuläre endsystolische transmurale Volumen-Druck Beziehung zu erstellen.

Es fragt sich deshalb auch, ob der erhöhte, ebenfalls aus dem Oesophagusdruck abgeleitete transmurale systolische linksventrikuläre Druck bei Applikation eines negativen Druckpulses in der Systole eine verläßliche Meßgröße ist. Qualitativ kann dies wahrscheinlich bejaht werden, da es während der Systole ja zu einer Abnahme des Volumens des rechten Ventrikels kommt.

Die interessante Frage, ob innerhalb des Herzbeutels regional unterschiedliche Oberflächendrucke existieren, und die damit verbundenen Implikationen sind in jüngerer Zeit kontrovers diskutiert worden (Smiseth et al., 1987, Shabetai, 1988, Scharf et al., 1989).

Festzuhalten ist, daß für die im Rahmen der eigenen Untersuchungen gezogenen hauptsächlichen Schlußfolgerungen im Hinblick auf die kardialen Effekte des negativ intrathorakalen Druckes, nämlich Abnahme sowohl von Ventrikelfüllung als auch -Entleerung, keine Prämissen im Hinblick auf die Validität transmuraler Ventrikeldrucke erforderlich sind.

4.2.2 Änderung des Lungenvolumens

Unabhängig von Änderungen des intrathorakalen Druckes könnte eine Zunahme des Lungenvolumens eigene Kreislaufwirkungen haben.

Es wurde angenommen, daß es bei negativ intrathorakalem Druck und offenem Endotrachealtubus nach Phrenikusstimulation zu einer Zunahme des Lungenvolumens kam. Unter diesen Bedingungen war nämlich ein deutlicher in- und exspiratorischer Atemstrom durch den Untersucher fühlbar. Erhärtet wurde dieser Befund durch pneumotachographische Messungen an einem Versuchstier. Hier kam es innerhalb von 250 ms zu einer Zunahme des Lungenvolumens um 280 ml, d.h. um den Betrag eines normalen Atemzugvolumens. Dieser Wert stimmt im übrigen gut mit dem für narkotisierte intubierte Hunde berichteten durchschnittlichen Lungenwiderstand von 1.8 mmHg L^{-1} s überein (Jenne et al., 1987).

Daß ähnliche Zunahmen des Lungenvolumens auch bei den anderen Versuchstieren vorlagen, ergibt sich schon daraus, daß bei identischer Elektrostimulation der Nervi phrenici bei offenem Endotrachealtubus höhere (weniger negative) Oesophagusdrucke erreicht wurden als bei verschlossenem

Tubus. Die Annahme einer substantiellen Zunahme des Lungenvolumens unter den Bedingungen eines offenen Endotrachealtubus ist daher berechtigt.

Es wurde weiterhin angenommen, daß das Lungenvolumen unter negativ intrathorakalem Druck bei verschlossenem Endotrachealtubus konstant bleibt. Streng genommen ist diese Annahme nur bedingt richtig, da es bei negativ intrathorakalem Druck durch Gasexpansion immer zu einer geringfügigen Zunahme des pulmonalen Gasvolumens kommen muß. Geht man von einem Barometerdruck von 760 mmHg, einer Abnahme des alveolären Druckes um 20 mmHg und einer funktionellen Residualkapazität von ca. 800 ml aus, so ergibt sich jedoch nach dem Boyle'schen Gesetz eine Zunahme des alveolären Gasvolumens von nur 21.6 ml bzw. 2.7%. Eine solch minimale Änderung des Lungenvolumens geht nach dem gegenwärtigen Kenntnisstand nicht mit einer Erhöhung des lokalen Oberflächendruckes auf das Herz oder einer relevanten Veränderung der pulmonalen Gefäßkapazität einher (Brower et al., 1985, Wallis et al., 1983). Im übrigen würde unter den im akuten Experiment nach Implantation des Mitralflußaufnehmers beobachteten relativ hohen Füllungsdrucken, d.h. bei Vorliegen einer Lungengefäßfüllung entsprechend einer Zone III nach West (West et al., 1964), eine Zunahme des Lungenvolumens zu einer Erhöhung des pulmonalvenösen Rückstroms führen (Brower et al., 1985). Die geringe Zunahme des alveolären Gasvolumens kann also nicht für die beobachtete Abnahme des Mitral- bzw. Aortenflusses verantwortlich sein.

4.2.3 Präparation

Die Messung von schnellen Änderungen des linksventrikulären Volumens ist methodisch schwierig, insbesondere, wenn es unter Inspiration, vermutlich durch ventrikuläre Interdependenz und / oder fokale Kompression des Herzens durch die expandierende Lunge, zu inhomogenen, exzentrischen Formänderungen des linken Ventrikels kommt (Cassidy et al., 1987). Um Prämissen im Hinblick auf die dreidimensionale Geometrie des linken Ventrikels zu vermeiden, wurden in den eigenen Untersuchungen Änderungen des diastolischen linksventrikulären Volumens nicht mit Ultraschall- oder bildgebenden Verfahren, sondern vielmehr anhand des Mitralflusses bewertet, Änderung des endsystolischen Volumens durch Messung des Flusses in der Aorta ascendens. Obwohl dabei die Ergebnisse als prozentuale Abweichungen vom Kontrollwert und nicht als absolute Volumina ausgedrückt wurden, kann man Aussagen darüber treffen, ob und in welcher Richtung sich unter der Einwirkung von negativ intrathorakalem Druck Ventrikelfüllung und -Entleerung veränderten.

Die direkte Messung des Mitralflusses mit einem Flußaufnehmer erlaubt die unmittelbare Bewertung auch schneller Veränderungen des linksventrikulären Einstroms und damit auch von Änderungen der Füllung innerhalb einer Diastole. Diese Informationen können mit anderen Methoden zur Zeit kaum gewonnen werden (Slinker et al., 1985). Die Methode der Mitralflußmessung ist allerdings sehr aufwendig und erfordert eine Allgemeinnarkose, eine mehrstündige Präparation, erhebliche chirurgische Manipulationen des Herzens sowie den Einsatz einer Herzlungenmaschine. Diese Faktoren können zu einer Myokarddepression mit Vergrößerung des enddiastolischen und endsystolischen Ventrikelvolumens führen.

Dies dürfte auch die erhöhten Ausgangswerte des enddiastolischen linksventrikulären Druckes (im Mittel 15 mmHg) und rechten Vorhofdrucks (im Mittel 11.5 mmHg) nach Implantation des Mitralflußaufnehmers im Vergleich zur ersten Versuchsserie (linksventrikulärer Druck im Mittel 9.7 mmHg) erklären.

Obwohl das Perikard nach Implantation des Mitralflußaufnehmers und Beendigung des Bypass zunächst ohne Spannung verschlossen wurde, ist es schließlich unwahrscheinlich, daß ein länger retrahiertes und reapproximiertes Perikard identische mechanische Eigenschaften hat wie ein intaktes Perikard.

Dementsprechend könnten sowohl eine Zunahme des intraperikardialen (Herz-) Volumens als auch eine potentiell erhöhte Spannung des Perikards zu einer Überschätzung des Effektes des negativen Druckpulses in der Diastole führen, und zwar dann, wenn die Abnahme der Ventrikelfüllung und des Schlagvolumens durch ventrikuläre Interdependenz bedingt ist. Dieser Mechanismus wird nämlich bei höheren Füllungsdrucken und erhöhtem intraperikardialem Volumen akzentuiert (Misbach et al., 1979, Spadaro et al., 1981, Maruyama et al., 1982, Refsum et al., 1981). Ist die Füllungsabnahme unter negativem intrathorakalem Druck dagegen allein durch Blutumverteilung infolge unterschiedlicher Dehnbarkeit zwischen dickwandigem linken Ventrikel und dehnbaren Gefäßstrukturen stromaufwärts der Mitralklappe bedingt, sollten die oben erörterten Randbedingungen keine wichtige Rolle spielen.

Die genannten Überlegungen sollten die Schlußfolgerungen allenfalls in quantitativer, nicht jedoch in qualitativer Hinsicht einschränken. Daß es nämlich bei negativem Druckpuls in der Diastole auch dann zu einer Verminderung des linksventrikulären Schlagvolumens kommt, wenn das Herz nicht eröffnet und ein Mitralflußaufnehmer nicht implantiert wurde, zeigen die Ergebnisse der ersten Versuchsreihe. Da in dieser ersten Versuchsreihe Drucke auf der rechten Seite des Herzens nicht gemessen wurden, kann allerdings über das Verhalten der diastolischen Druckdifferenz zwischen den Herzkammern oder Vorhöfen keine Aussage gemacht werden. Schließlich nahm auch bei dem Tier mit dem niedrigsten diastolischen Ventrikeldruck (4.5 mmHg) nach diastolischer Einwirkung des negativen Druckpulses das Schlagvolumen um 14% ab. Ein hoher Ausgangswert des linksventrikulären Druckes ist danach keine notwendige Bedingung für die Schlagvolumenabnahme. Daß das Schlagvolumen in der ersten Versuchsreihe nach diastolischem Druckpuls in geringerem Ausmaß abfiel als nach Implantation des Mitralflußaufnehmers hat seine Ursache wahrscheinlich darin, daß der negative Druckpuls bei ähnlicher absoluter Pulsdauer einen wesentlich geringeren Anteil an der verfügbaren diastolischen Füllungszeit hatte. Dies ergibt sich aus der höheren Herzfrequenz in der Versuchsreihe mit Implantation des Mitralflußaufnehmers (118/min gegenüber 80/min).

Negative Druckpulse kurzer Dauer in spezifischen Phasen des Herzzyklus, die durch supramaximale Elektrostimulation der Nn. phrenici induziert wurden, entsprechen nicht einem physiologischen Atemmuster. Ebenso erforderte die Instrumentierung eine Narkose und Eröffnung des Thorax. Entsprechend ist die Übertragbarkeit der Ergebnisse auf nicht narkotisierte Tiere oder auf die Verhältnisse beim Menschen evtl. eingeschränkt. Da es sich im Rahmen der Versuche jedoch vorwiegend um die Bewertung kreislaufmechanischer Aspekte handelt, spielen diese Faktoren vermutlich keine wesentliche Rolle. Diese Einschätzung wird auch insofern gestützt, als die eigenen Ergebnisse im Einklang mit neueren Befunden am Menschen stehen, wonach das linksventrikuläre Schlagvolumen bei inspiratorischem Abfall des intrathorakalen Druckes sowohl bei konstantem als auch zunehmendem Lungenvolumen abnimmt (Guz et al., 1987).

Bei Untersuchung der Kreislaufeffekte inspiratorischer Strömungshindernisse wurden die möglichen Auswirkungen eines akuten operativen Eingriff durch chronische Instrumentierung der Versuchstiere weitgehend vermieden.

Zusammenfassend ist also die Präparation geeignet, die kreislaufmechanischen Ursachen des pulsus paradoxus aufzuzeigen. Die Abnahme der Ventrikelfüllung bei Applikation des negativen Druckpulses in der Diastole kann durch die nach Implantation des Mitralflußaufnehmers erhöhten Füllungsdrucke allein nicht erklärt werden.

4.3 Schlußfolgerungen und Implikationen

Die Ursache des Abfalls des linksventrikulären Schlagvolumens und arteriellen Druckes bei normaler Atmung sowie bei Atemwegsobstruktion wird seit ca. 100 Jahren in der Literatur kontrovers diskutiert (Übersicht: Wise et al., 1981) und sollte unter Anwendung eines neuen experimentellen Ansatzes geklärt werden.

Wesentliches und neues Ergebnis war, daß die Ursache dieser Veränderungen nicht in einem einzigen, sondern vielmehr in drei unabhängigen, klar voneinander abgrenzbaren Mechanismen besteht (Peters et al., 1988 a, Peters et al., 1988 b, Peters et al., 1989). Dabei handelt es sich um a) eine Abnahme der Ventrikelfüllung, b) eine Abnahme der Ventrikelentleerung, sowie c) eine Blutspeicherung in den intrathorakalen Arterien mit Abnahme des Flusses aus den intrathorakalen Windkesselarterien in extrathorakale periphere Arterien.

Alle drei Mechanismen ergänzen sich insofern gleichsinnig, als sie alle zu einer Abschwächung des peripheren Pulses beitragen. Bei länger anhaltendem negativen Druck werden diese kreislaufmechanischen Wirkungen durch Reflexe maskiert.

Da also bei Abnahme des intrathorakalen Druckes über mehrere Herzzyklen mehrere Mechanismen gleichzeitig wirksam werden, erklärt sich auch, warum in früheren Untersuchungen kontroverse Ergebnisse erzielt wurden. So führt die Beeinträchtigung der Ventrikelentleerung zu einer Zunahme des linksventrikulären Volumens, die Beinträchtigung der Füllung jedoch zu einer Abnahme, d.h. es kommt zu gegenläufigen Effekten auf das Ventrikelvolumen. Erst die Methode der Druckapplikation in bestimmten Phasen des Herzzyklus durch EKG-getriggerte Phrenikusstimulation ermöglichte die Abgrenzung der verschiedenen Mechanismen.

Eine Expansion der Lunge bei fallendem Pleuradruck ist dagegen weder für die Schlagvolumenabnahme noch für die Verminderung des arteriellen Druckes notwendige Bedingung. Frühere Vermutungen, wonach die Schlagvolumenabnahme durch die Lungenvolumenzunahme per se bedingt sei, und zwar durch primäre Blutspeicherung in pulmonalen Gefäßen bei zunehmendem Lungenvolumen (Wead et al., 1981, Brower et al., 1985) oder durch lokale Kompression des Herzens (Wallis et al., 1983), sind daher unwahrscheinlich.

Der beschriebene experimentelle Ansatz erlaubte die unabhängige Bewertung von Änderungen der linksventrikulären Füllung und Entleerung bei negativ intrathorakalem Druck. Darüber hinaus wurden unter den Versuchsbedingungen für einen Herzschlag in funktioneller Hinsicht auch die Folgen der natürlichen Serienschaltung der Ventrikel umgangen, d.h. Änderungen des rechtsventrikulären Ausstroms konnten den linksventrikulären Einstrom nicht beeinflussen. Die eigenen Befunde schließen daher nicht aus, daß unter den steady state Bedingungen einer statischen intrathorakalen Drucksenkung oder auch einer sehr langen Inspiration Änderungen des rechtsventrikulären Ausstroms einen wichtigen oder gar dominanten Effekt auf den linksventrikulären Ausstrom bzw. das Herzzeitvolumen haben. Darüber hinaus ist wahrscheinlich, daß der relative Einfluß der verschiedenen hier nachgewiesenen Einzelmechanismen auf die linksventrikuläre Füllung und -Entleerung auch von weiteren Faktoren wie z.B. Blutvolumen, Herzfrequenz, Kontraktilitätszustand abhängt. Unter den beschriebenen Bedingungen konnte jedoch erstmalig gezeigt werden, daß ein negativ intrathorakaler Druck unmittelbare und voneinander unabhängige Wirkungen auf die linksventrikuläre Füllung und -Entleerung hat.

Während eine kurzdauernde Verminderung des intrathorakalen Druckes bei weitgehend ausgeschalteten Kreislaufreflexen zu einem verminderten linksventrikulären Ausstrom führte, kam es unter Atmung gegen inspiratorische Strömungswiderstände, länger andauerndem Abfall des mittleren intrathorakalen Druckes und intakten Reflexen zu einer Zunahme des systemischen Blutflusses sowie, erkennbar am Auftreten einer Tachykardie, einer reflektorischen Kreislaufstimulation. Hier werden also die bei kurzen Druckpulsen innerhalb eines Herzzyklus nachgewiesenen mechanischen Kreislaufwirkungen überdeckt.

Wichtig bei den letztgenannten Experimenten ist die Erkenntnis, daß eine Beanspruchung der Atempumpe durch inspiratorische Strömungswiderstände eine kardiale Belastung nachsichziehen kann, erkennbar an einer Zunahme des Herzfrequenz-Aortendruck Produktes und des Coronarflusses, sowie eine erhebliche Widerstandsabnahme im coronaren Gefäßgebiet. Diese Ergebnisse könnten auch erklären, warum es bei Entwöhnung von Patienten mit coronarer Herzkrankheit von der maschinellen Beatmung nicht selten zu EKG-Veränderungen im Sinne einer myokardialen Ischämie kommt (Räsänen et al., 1984).

Die vorgelegten Untersuchungen sollten die Ursachen des "pulsus paradoxus" aufzeigen. Im Licht der Ergebnisse ist die Abschwächung des peripheren arteriellen Pulses bei normaler Inspiration und verschiedenen Erkrankungen nicht länger "paradox", sondern Folge einer Abnahme von linksventrikulärer Füllung und -Entleerung, sowie der Blutspeicherung in intrathorakalen Windkesselarterien.

5 Zusammenfassung

Es sollte insbesondere geklärt werden, warum es mit Abnahme des intrathorakalen Druckes zu einem vorübergehendem Abfall des linksventrikulären Schlagvolumens und einer Abschwächung des peripheren arteriellen Pulses kommt, ein Phänomen, das schon bei normaler Atmung und in pathologischer Ausprägung als "pulsus paradoxus" u.a. bei Atemwegsobstruktion, Asthma und Herztamponade zu beobachten ist. Dieser Abfall ist nämlich insofern überraschend, als unter Inspiration venöser Rückstrom in den Thorax und rechtsventrikuläre Füllung zunehmen.

Die für den pulsus paradoxus potentiell verantwortlichen Mechanismen werden kontrovers diskutiert, prinzipiell sollte jedoch die Ursache der Schlagvolumenabnahme in einer Verminderung der Ventrikelfüllung oder Ventrikelentleerung zu suchen sein. Eine Beurteilung in vivo ist schwierig, da sich eine Inspiration immer über mehrere Herzzyklen erstreckt und sich daher venöser Rückstrom, pulmonalarterieller und pulmonalvenöser Fluß, sowie linksventrikulärer Ein- und Ausstrom ändern können.

Ausgangspunkt der vorliegenden Untersuchungen war die These, daß die Wirkung des negativ intrathorakalen Druckes auf die Füllung bzw. Entleerung des linken Ventrikels dann unabhängig voneinander in vivo bewertet werden könnte, wenn Änderungen des intrathorakalen Druckes selektiv auf jeweils eine einzelne Diastole bzw. eine einzelne Systole begrenzt würden.

Diese These wurde geprüft, indem bei akut instrumentierten Hunden ein negativ intrathorakaler Druckpuls durch Elektrostimulation der Nervi phrenici erzeugt und mittels EKG-Triggerung entweder der Systole oder der Diastole überlagert wurde. Untersucht wurde dabei, ob das Schlagvolumen bei negativem Druckpuls in der Systole auch bei konstanter Vorlast abfällt, es also zu einer Abnahme der Ventrikelentleerung kommt. Umgekehrt wurden Änderungen der Ventrikelfüllung untersucht, indem der Diastole ein negativer Druckpuls superponiert wurde. Da sich bei einer Inspiration die Form des linken Ventrikels ändert, Messungen von Ventrikelvolumina also methodisch problematisch sind, wurde dabei direkt der Blutfluß durch die Mitralklappe in den linken Ventrikel gemessen, so daß auch schnelle Änderungen der Füllung unmittelbar bewertet werden konnten.

Um zu prüfen, welche Wirkung ein negativ intrathorakaler Druck unabhängig von Effekten auf das Herz auf das arterielle System, speziell die intrathorakalen herznahen Windkesselgefäße hat, wurde darüber hinaus der Einfluß negativ intrathorakaler Druckpulse auf den Durchmesser der intrathorakalen Aorta und den Blutfluß aus den intrathorakalen Windkesselarterien in die extrathorakalen Verteilerarterien untersucht.

Den kreislaufmechanischen Effekten dieser kurzen, auf Teile des Herzzyklus beschränkten negativen Druckpulse wurden schließlich die Wirkungen von länger anhaltenden negativ intrathorakalen Drucken gegenübergestellt, die unter Atmung gegen inspiratorische Strömungswiderstände und weitgehend intakten Kreislaufreflexen bei chronisch instrumentierten Hunden auftraten. Hier ging es zusätzlich um die Frage, ob und in welchem Ausmaß eine Belastung der Atempumpe eine kardiale Beanspruchung und Änderung der coronaren Hämodynamik nachsichzieht.

Zusammenfassend sollten also mehrere Fragen beantwortet werden:
a) Führt ein negativ intrathorakaler Druck zu einer Änderung der Füllung bzw., unabhängig von der Vorlast, der Entleerung des linken Ventrikels ?
b) Welche Effekte hat ein negativ intrathorakaler Druck unabhängig von seinen kardialen Wirkungen auf die intrathorakalen Windkesselgefäße und den Fluß aus den intrathorakalen in die extrathorakalen Arterien ?
c) Welche Wirkung am systemischen und coronarem Kreislauf hat ein länger anhaltender negativ intrathorakaler Druck bei Atmung gegen inspiratorische Strömungshindernisse ?

Auswertet wurden Daten aus 36 Versuchen an akut oder chronisch instrumentierten Hunden.
Wesentliches und neues Ergebnis war, daß für die Abschwächung von Schlagvolumen und arteriellem Druck bei negativ intrathorakalem Druck nicht ein einziger, sondern vielmehr drei voneinander unabhängige Mechanismen verantwortlich sind, die sich sich im Hinblick auf den Abfall des peripheren arteriellen Druckes gleichsinnig ergänzen, nämlich:

1) Eine Verminderung der linksventrikulären Füllung. Bei Abnahme des intrathorakalen Druckes in der Diastole um 20 mmHg nahm nämlich der Fluß durch die Mitralklappe um durchschnittlich 37% signifikant ab, gefolgt von einer Schlagvolumenabnahme um 31%.
Mögliche Ursache dieser Blutspeicherung stromaufwärts der Mitralklappe unter negativ intrathorakalem Druck sind eine Füllungsbehinderung des linken Ventrikels infolge Volumenzunahme des rechten Herzens, d.h. sog. ventrikuläre Interdependenz, und/oder eine primäre Umverteilung von Blutvolumen in die dehnbaren Pulmonalgefäße oder den linken Vorhof zuungunsten des vergleichsweise steifen linken Ventrikels.

2) Eine Abnahme der Ventrikelentleerung. Bei Abfall des intrathorakalen Druckes um ca. 24 mmHg in der Systole kommt es nämlich zu einer signifikanten Schlagvolumenabnahme um bis zu 13% noch in derselben Systole und zwar trotz konstanter Ventrikelfüllung und Herzfrequenz. Dieses Ergebnis ist vereinbar mit der Hypothese, daß ein negativ intrathorakaler Druck einer Erhöhung der Nachlast aequivalent ist.

3) Eine Blutspeicherung in den intrathorakalen Arterien mit Abnahme des Blutflusses aus den intrathorakalen Windkesselgefäßen in die extrathorakalen Verteilerarterien. Bei Abfall des intrathorakalen Druckes um durchschnittlich 23 mmHg nach Beendigung der Ventrikelkontraktion und Schluß der Aortaklappe vergrößerte sich nämlich die aortale Querschnittsfläche signifikant um 8%. Dies

entspricht einer Speicherung von mindestens 4 ml Blut in der intrathorakalen
Aorta während gleichzeitig der antegrade Ausstrom von Blut aus der intrathorakalen Aorta in die extrathorakale Aorta und A. carotis abnahm oder sogar ein retrograder Fluß in der Aorta nachzuweisen war.

Da qualitativ ähnliche Veränderungen sowohl bei konstant gehaltenem als auch
bei zunehmendem Lungenvolumen nachgewiesen wurden, ist eine
Lungenexpansion keine notwendige Bedingung für die inspiratorische Abnahme
von Schlagvolumen und peripherem Puls.

Im Gegensatz zur Abnahme des linksventrikulären Ausstroms bei Beschränkung
des negativ intrathorakalen Druckes auf einzelne Systolen oder Diastolen, stieg der
systemische Blutfluß bei länger anhaltendem negativen Druck unter Atmung gegen inspiratorische Strömungswiderstände an. Dieses Ergebnis wurde durch eine
offenbar reflektorisch bedingte Tachykardie bei unverändertem Schlagvolumen ver-
ursacht. Der Blutfluß in der A. coronaria circumflexa nahm bei Atmung gegen
Strömungswiderstände um bis zu 60% zu, bedingt durch eine Coronardilatation.
Da gleichzeitig auch das Produkt aus Herzfrequenz und transmuralem Aortendruck,
ein Index des linksventrikulären Sauerstoffverbrauches, signifikant anstieg, waren
die beschriebenen Effekte auf den Coronarkreislauf zumindest partiell durch
Erhöhung des myokardialen Sauerstoffverbrauchs bedingt. Dies wurde durch direkte
Messung des regionalen linksventrikulären Sauerstoffverbrauchs bestätigt.

Zusammenfassend zeigen diese Ergebnisse die Ursachen des bei verschiedenen
Erkrankungen nachweisbaren pulsus paradoxus auf und belegen, daß der unmittel-
bare mechanische Effekt des negativ intrathorakalen Druckes auf den linken
Ventrikel in einer Abnahme sowohl von Füllung als auch Entleerung besteht.
Unabhängig von kardialen Effekten vermindert ein negativ intrathorakaler Druck
durch Blutspeicherung in den intrathorakalen Windkesselarterien den Ausstrom von
Blut in die extrathorakalen peripheren Arterien. Bei länger anhaltendem negativen
Druck werden diese kreislaufmechanischen Wirkungen durch Reflexe maskiert.
Potentiell relevant im Hinblick auf die Entwöhnung von Patienten mit hämody-
namisch wirksamen Coronarstenosen von der maschinellen Beatmung ist, daß eine
Belastung der Atempumpe durch inspiratorische Strömungswiderstände eine kardiale Belastung sowie eine coronare Widerstandsabnahme nachsichziehen kann.
Im Licht der Ergebnisse ist die Abschwächung des peripheren arteriellen Pulses
bei normaler Inspiration und verschiedenen Erkrankungen nicht länger "paradox",
sondern Folge einer Abnahme von linksventrikulärer Füllung und Entleerung, sowie der Blutspeicherung in intrathorakalen Windkesselarterien.

6 Literaturverzeichnis

Abel FL: Maximal negative dP/dt as an indicator of end of systole. Am. J. Physiol. 240: H676-679, 1981

Alella A, Williams FL, Bolene-Williams C, Katz LN: Interrelation between cardiac oxygen consumption and coronary blood flow. Am. J. Physiol. 183: 570-582, 1955

Ashton JH, Cassidy SS: Reflex depression of cardiovascular function during lung inflation. J. Appl. Physiol. 58: 137-145, 1985

Assanelli D, Lew WYW, Shabetai R, LeWinter MM: Influence of the pericardium on right and left ventricular filling in the dog. J. Appl. Physiol. 63: 1025-1032, 1987

Berglund E, Borst HG, Duff F, Schreiner GL: Effect of heart rate on cardiac work, myocardial oxygen consumption and coronary blood flow in the dog. Acta physiol. scand. 42: 185-198, 1958

Beydon L, Chasse M, Harf A, Lemaire F: Inspiratory work of breathing during spontaneous ventilation using demand valves and continuous flow systems. Am. Rev. Resp. Dis. 138: 300-304, 1988

Bos GC van den, Drake AJ, Noble MIM: The effect of carbon dioxid upon myocardial contractile performance, blood flow, and oxygen consumption. J. Physiol. 287: 149-161, 1979

Braunwald E, Sarnoff SJ, Case RB, Stainsby WN, Welch GH: Hemodynamic determinants of coronary flow: effect of changes in aortic pressure and cardiac output on the relationship between myocardial oxygen consumption and coronary flow. Am. J. Physiol. 192: 157-163, 1958

Brecher GA, Mixter G: Effect of respiratory movements on superior cava flow under normal and abnormal conditions. Am. J. Physiol. 172: 457-461, 1953

Brecher GA, Hubay CA: Pulmonary blood flow and venous return during spontaneous respiration. Circ. Res. 3: 210-214, 1955

Brecher GA: Venous return. Grune & Stratton, New York, 1956

Brinker JA, Weiss JL, Lappe DL, Rabson JL, Summer WR, Permutt S, Weisfeldt ML: Leftward septal displacement during right ventricular loading in man. Circulation 61: 626-633, 1980

Bromberger-Barnea B: Mechanical effects of inspiration on heart functions: a review. Fed. Proc. 40: 2172-2177, 1981

Brower R, Wise RA, Hassapoyannes C, Bromberger-Barnea B, Permutt S: Effect of lung inflation on lung blood volume and pulmonary venous flow. J. Appl. Physiol. 58: 954-963, 1985

Buda AJ, Pinsky MR, Ingels NB, Daughters GT, Stinson EB, Alderman EL: Effects of intrathoracic pressure on left ventricular performance. New Engl. J. Med. 301:453-459, 1979

Cassidy SS, Wead WB, Seibert GB, Ramanathan M: Changes in left ventricular geometry during spontaneous breathing. J. Appl. Physiol. 63: 803-811, 1987

Cournand A, Motley HL, Werko L, Richards DW: Physiological studies of the effects of intermittent positive pressure breathing on cardiac output in man. Am. J. Physiol. 152: 162-174, 1948

Craven KD, Wood LDH: Extrapericardial and esophageal pressures with positive end-expiratory pressure in dogs. J. Appl. Physiol. 51: 798-805, 1981

Dong E, Reitz BA: Effect of timing of vagal stimulation on heart rate in the dog. Circ. Res. 27: 635-646, 1970

Fitzgerald RS, Robotham JL, Anand A: Baroreceptor output during normal and obstructed breathing and Mueller maneuvers. Am. J. Physiol. 240: H721-729, 1981

Freedman S, Tattersfield AE, Pride NB: Changes in lung mechanics during asthma induced by exercise. J. Appl. Physiol. 38: 974-982, 1975

Gilbert JC, Glantz SA: Determinants of left ventricular filling and of the diastolic pressure volume relation. Circ. Res. 827-852, 1989

Gobel FL, Nordstrom LA, Nelson RR, Jorgensen CR, Wang Y: The rate-pressure product as an index of myocardial oxygen consumption during exercise in patients with angina pectoris. Circulation 57: 549-556, 1978

Goldblatt A, Harrison, Glick G, Braunwald E: Studies on cardiac dimensions in intact, unanesthetized man. II. Effects of respiration. Circ. Res. 13: 448-467, 1963

Goodale WT, Lubin M, Eckenhoff JE, Hafkenschiel H, Banfield WG: Coronary sinus catheterization for studying coronary blood flow and myocardial metabolism. Am. J. Physiol. 152: 340-355, 1948

Guntheroth WG, Morgan BC, Mullins GL: Effect of respiration on venous return and stroke volume in cardiac tamponade. Circ. Res. 20: 381-390, 1967

Guz A, Innes JA, Murphy K: Respiratory modulation of left ventricular stroke volume in man measured using pulsed doppler ultrasound. J. Physiol. 393: 499-512, 1987

Hausknecht MJ, Brin KP, Weisfeldt ML, Permutt S, Yin FCP: Effects of left ventricular loading by negative intrathoracic pressure in dogs. Circ. Res. 62: 620-631, 1988

Heusch G, Deussen A, Thämer V: Cardiac sympathetic nerve activity and progressive vasoconstriction distal to coronary stenosis: feed-back aggravation of myocardial ischemia. J. Autonom. Nerv. Syst. 13: 311-326, 1985

Hill-Smith I, Purves RD: Synaptic delay in the heart: A ionophoretic study. J. Physiol. 279: 31-54, 1978

Hurewitz AN, Sidhu U, Bergowsky EH, Chanana AD: How alterations in pleural pressure influence esophageal pressure. J. Appl. Physiol. 56: 1162-1169, 1984

Janicki JS, Weber KT: The pericardium and ventricular interaction, distensibility, and function. Am. J. Physiol. 238: H 494-503, 1980

Jenne JW, Shaughnessy TK, Druz WS, Manfredi CJ, Vestal RE: In vivo functional antagonism between isoproterenol and bronchoconstrictants in the dog. J. Appl. Physiol. 63: 812-819, 1987

Jünemann M, Smiseth OA, Refsum H, Sievers R, Lipton MJ, Carlsson E, Tyberg JV: Quantification of effect of pericardium on LV diastolic PV relation in dogs. Am. J. Physiol. 252: H 963-968, 1987

Kahles H, Dreyling M, Kaposciok J, Riegger AJG, Schanzenbächer P, Kromer EP, Maisch B, Kochsiek K: Validierung indirekter myokardialer Sauerstoffverbrauchsparameter bei Patienten mit normaler und pathologisch veränderter Ventrikelfunktion. Z. Kardiol. 78: 285-293, 1989

Karam M, Wise RA, Natarajan TK, Permutt S, Wagner HN: Mechanism of decreased left ventricular stroke volume during inspiration in man. Circulation 69: 866-873,1984

Kirchheim H: Systemic arterial baroreceptor reflexes. Physiol. Rev. 56: 100-176, 1974

Kosche F, Raff WK, Lochner W: Coronardurchblutung bei Erhöhung des arteriellen Kohlensäuredrucks. Pflügers Arch. 328: 170-175, 1971

Kussmaul A: Ueber schwielige Mediastino-Pericarditis und den paradoxen Puls. Berliner Klin. Wschr. 10: 433-435, 1873

Laniado S, Yellin EL, Miller H, Frater RWM: Temporal relation of the first heart sound to closure of the mitral valve. Circulation 47: 1006-1014, 1973

Laniado S, Yellin EL, Kotler M, Levy L, Stadler J, Terdiman R: A study of the dynamic relations between the mitral valve echogram and phasic mitral flow. Circulation 51: 104-113, 1975

Latham RD, Sipkema P, Westerhof N, Rubal BJ: Aortic input impedance during Mueller maneuver: an evaluation of "effective length". J. Appl. Physiol. 65: 1604-1610, 1988

Laurent D, Bolene-Williams C, Williams FL, Katz LN: Effects of heart rate on coronary flow and cardiac oxygen consumption. Am. J. Physiol. 185:355-364, 1956

Levy MN, Martin PJ, Iano T, Zieske H: Effects of single vagal stimuli on heart rate and atrioventricular conduction. Am. J. Physiol. 218: 1256-1262, 1970

Little WC, Badke FR, O'Rourke RA: Effect of right ventricular pressure on the end-diastolic left ventricular pressure-volume relationship before and after chronic right ventricular pressure overload in dogs without pericardia. Circ. Res. 54: 719-730, 1984

Lloyd TC: Respiratory system compliance as seen from the cardiac fossa. J. Appl. Physiol. 53: 57-62, 1982 a

Lloyd TC: Mechanical cardiopulmonary interdependence. J. Appl. Physiol. 52: 333-339, 1982 b

Lloyd TC, Cooper JA: Effect of diaphragm contraction on canine heart and pericardium. J. Appl. Physiol. 54: 1261-1268, 1983 a

Lloyd TC: Effect of inspiration on inferior vena caval blood flow in dogs. J. Appl. Physiol. 55: 1701-1708, 1983 b

Malliani A, Peterson DF, Bishop VS, Brown AM: Spinal sympathetic cardiocardiac reflexes. Circ. Res. 30: 158-166, 1972

Marini JJ, Rodriguez RM, Lamb V: The inspiratory workload of patient-initiated mechanical ventilation. Am. Rev. Resp. Dis. 134: 902-909, 1986

Maruyama Y, Ashikawa K, Isoyama S, Kanatsuka H, Ino-Oka E, Takishima T: Mechanical interactions between four heart chambers with and without the pericardium in canine hearts. Circ. Res. 50: 86-100, 1982

Midei MG, Maughan WL, Oikawa RY, Kass DA, Sagawa K: Extracardiac pressure changes do not alter contractile function of the left ventricle. Ann. Biomed. Eng. 15: 347-359, 1987

Milic-Emili J, Mead J, Turner JM, Glauser EM: Improved technique for estimating pleural pressure from esophageal pressure. J. Appl. Physiol. 19: 207-211, 1964

Milnor WR: Arterial impedance as ventricular afterload. Circ. Res. 36: 565-570, 1975

Misbach GA, Glantz SA: Changes in the diastolic pressure diameter relation alter ventricular function curves. Am. J. Physiol. 237: H 644-648, 1979

Moreno AH, Burchell AR, van der Woude R, Burke JH: Respiratory regulation of splanchnic and systemic venous return. Am. J. Physiol. 213: 455-465, 1967

Morgan BC, Guntheroth WG, Dillard DH: Relationship of pericardial to pleural pressure during quiet respiration and cardiac tamponade. Circ. Res. 16: 493-498, 1965

Morgan BC, Dillard DH, Guntheroth WG: Effect of cardiac and respiratory cycle on pulmonary vein flow, pressure, and diameter. J. Appl. Physiol. 21: 1276-1280, 1966

Morkin E, Collins JA, Goldman HS, Fishman AP: Pattern of blood flow in the pulmonary veins of the dog. J. Appl. Physiol. 20: 118-1128, 1965

Olson CO, Tyson GS, Maier GW, Spratt JA, Davis JD, Rankin JS: Dynamic ventricular interaction in the conscious dog. Circ. Res. 52: 85-104, 1983

Pagani M, Baig H, Sherman A, Manders WT, Quinn P, Patrick T, Franklin D, Vatner SF: Measurement of multiple simultaneous small dimensions and study of arterial pressure-dimension relations in conscious animals. Am. J. Physiol. 235: H 610-617, 1978

Parsons GB, Green JF: Mechanisms of pulsus paradoxus in upper airway obstruction. J. Appl. Physiol. 45: 598-603, 1978

Permutt S, Wise RA, Sylvester JT: Interaction between the circulatory and ventilatory pumps. In: Roussos C, Macklem PT: The Thorax., New York, Marcel Dekker, 1985, 701-735

Peters J, Robotham JL: Hemodynamic effects of increased intrathoracic pressure. In: Cardiopulmonary interactions in acute respiratory failure. Hrsg.: Vincent JL, Suter PM, Update in Intensive Care and Emergency Medicine, Band 2, Springer, New York, 1987, S. 120-135

Peters J, Kindred MK, Robotham JL: Transient analysis of cardiopulmonary interactions. II. Systolic events. J. Appl. Physiol. 64: 1518-1526, 1988 a

Peters J, Kindred MK, Robotham JL: Transient analysis of cardiopulmonary interactions: I. Diastolic Events. J. Appl. Physiol. 64: 1506-1517, 1988 b

Peters J: Respiration within the cardiac cycle. In: Update in Intensive Care and Emergency Medicine, Band 5, Hrsg.: Vincent JL, Springer, New York, S. 202-218, 1988 c

Peters J, Fraser C, Stuart S, Baumgartner W, Robotham JL: Negative intrathoracic pressure decreases independently both left ventricular inflow and outflow. Am. J. Physiol. 257: H120-131, 1989

Pinsky M: Determinants of pulmonary arterial flow variation during respiration. J. Appl. Physiol. 56: 1237-1245, 1984

Rayford CR, Khouri EM, Lewis FB, Gregg DE: Evaluation of use of left coronary artery inflow and O_2 content of coronary sinus blood as a measure of left ventricular metabolism. J. Appl. Physiol. 14: 817-822, 1959

Räsänen J, Väisänen IT, Heikkila J, Nikki P: Acute myocardial infarction complicated by respiratory failure. The effects of mechanical ventilation. Chest 85: 21-28, 1984

Rebuck AS, Pengelly LD: Development of pulsus paradoxus in the presence of airways obstruction. New Engl. J. Med. 288: 66-69, 1973

Refsum H, Jünemann M, Lipton MJ, Skiøldebrand C, Carlsson E, Tyberg JV: Ventricular diastolic pressure-volume relations and the pericardium. Circulation 64: 997-1004, 1981

Robotham JL, Rabson J, Permutt S, Bromberger-Barnea B: Left ventricular hemodynamics during respiration. J. Appl. Physiol. 47: 1295-1303, 1979

Robotham JL, Stuart RS, Borkon AM, Doherty K, Baumgartner W: Effects of changes in left ventricular loading and pleural pressure on mitral flow. J. Appl. Physiol. 65: 1662-1675, 1988

Rooke T, Sparks HV: Arterial CO_2, myocardial O_2 consumption, and coronary blood flow in the dog. Circ. Res. 47: 217-225, 1980

Rooke GA, Feigl EO: Work as a correlate of canine left ventricular oxygen consumption, and the problem of catecholamine oxygen wasting. Circ. Res. 50: 273-286, 1982

Rowell LB, Sheriff DD: Are muscle chemoreflexes functionally important ? NIPS 3: 250-245, 1988

Ruskin J, Bache RJ, Rembert JC, Greenfield JC: Pressure-flow studies in man: Effect of respiration on left ventricular stroke volume. Circulation 48: 79-85, 1973

Santamore WP, Heckman L, Bove AA: Right and left ventricular pressure-volume response to respiratory maneuvers. J. Appl. Physiol. 57: 1520-1527, 1984

Sasayama S, Franklin D, Ross J, Kemper WS, McKnown D: Dynamic changes in left ventricular wall thickness and their use in analysing cardiac function in the conscious dog. Am. J. Cardiol. 38: 870-879, 1976

Scharf SM, Brown R, Warner KG, Khuri S: Intrathoracic pressures and left ventricular configuration with respiratory maneuvers. J. Appl. Physiol. 66: 481-491, 1989

Schrijen F, Ehrlich W, Permutt S: Cardiovascular changes in conscious dogs during spontaneous deep breaths. Pflügers Arch. 355: 205-215, 1975

Shabetai R, Fowler NO, Hurlburt O: Hemodynamic studies of dogs under pentobarbital and morphine chloralose anesthesia. J. Surg. Res. 5: 263-267, 1963

Shabetai R, Fowler NO, Fenton JC, Masangkay M: Pulsus paradoxus. J. Clin. Invest. 44: 1882-1898, 1965

Shabetai R: Pericardial and cardiac pressure. Circulation 77: 1-5, 1988

Shim C, Williams MH: Pulsus paradoxus in asthma. The Lancet: 530-531, 1978

Shirato K, Shabetai R, Bhargava V, Franklin D, Ross J: Alteration of the left ventricular diastolic pressure-segment length relation produced by the pericardium. Circulation 57: 1191-1197, 1978

Slinker BK, Glantz SA: End-systolic and end-diastolic ventricular interaction. Am. J. Physiol. 251: H1062-1075, 1986

Slinker BK, Glantz SA: The accuracy of inferring left ventricular volume from dimension depends on the frequency of information needed to answer a given question. Circ. Res. 56: 161- 174, 1985

Smiseth OA, Frais MA, Kingma I, Smith ER, Tyberg JV: Assessment of pericardial constraint in dogs. Circulation 71: 158-164,1985

Smiseth OA, Scott-Douglas BW, Thompson CR, Smith ER, Tyberg JV: Nonuniformity of pericardial surface pressure in dogs. Circulation 75: 1229-1236, 1987

Spadaro J, Bing OHL, Gaasch WH, Weintraub RM: Pericardial modulation of right and left ventricular diastolic interaction. Circ. Res. 48: 233-238, 1981

Stalcup SA, Mellins RB: Mechanical forces producing pulmonary edema in acute asthma. N. Engl. J. Med. 297: 592-596, 1977

Suga H, Sagawa K: Instantaneous pressure-volume relationships and their ratio in the excised, supported canine left ventricle. Circ. Res. 35: 117-126, 1974

Summer WR, Permutt S, Sagawa K, Shoukas AA, Bromberger-Barnea B: Effects of spontaneous respiration on canine left ventricular function. Circ. Res. 45: 719-728, 1979

Szulczyk A, Szulczyk P, Zywuszko B: Analysis of reflex activity in cardiac sympathetic nerve induced by myelinated phrenic nerve afferents. Brain Res. 447: 109-115, 1988

Tolle FA, Judy WV, Yu PL, Markand ON: Reduced stroke volume related to pleural pressure in obstructive sleep apnea. J. Appl. Physiol. 55: 1718-1724, 1983

Van Citters RL, Franklin DL, Rushmer RF: Left ventricular dynamics in dogs during anesthesia with alpha-chloralose and sodium pentobarbital. Am. J. Cardiol. 13: 349-354, 1964

Wallis TW, Robotham JL, Kindred MK: Mechanical heart-lung interaction with positive end-expiratory pressure. J. Appl. Physiol. 54: 1039-1047, 1983

Wead WB, Norton JF: Effects of intrapleural pressure changes on canine left ventricular function. J. Appl. Physiol. 50: 1027-1035, 1981

West JB, Dollery CT, Naimark A. Distribution of blood flow in isolated lung: relation to vascular and alveolar pressures. J. Appl. Physiol. 19: 713-724, 1964

Wilcken DE, Charlier AA, Hoffman JIE, Guz A: Effects of alterations in aortic impedance on the performance of the ventricles. Circ. Res. 14: 283-293, 1964

Winer BJ: Statistical principles in experimental design. McGraw-Hill, New York, 1971

Wise RA, Robotham JL, Summer WR: Effects of spontaneous ventilation on the circulation. Lung 159: 175-186, 1981

Yellin EL, Peskin C, Yoran, Koenigsberg M, Matsumoto M, Laniado S, McQueen D, Shore D, Frater RWM: Mechanisms of mitral valve motion during diastole. Am. J. Physiol. 241: H389-400, 1981

Yin FCP: Ventricular wall stress. Circ. Res. 49: 829-842, 1981